தனிவழி

ஆர். ஷண்முகசுந்தரம்

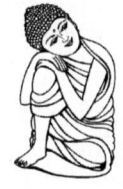

நற்றிணை பதிப்பகம்

தனிவழி * நாவல் * ஆர். ஷண்முகசுந்தரம் * முதல் பதிப்பு: ஆகஸ்டு 2023 * வெளியீடு: நற்றிணை பதிப்பகம் (பி) லிமிடெட் * எண்.136, தரைத்தளம், சோழன் தெரு, ஆழ்வார்திருநகர், சென்னை-600 087.

* மின்னஞ்சல் : natrinaipathippagam@gmail.com
* கைபேசி : 94861 77208
* தொலைபேசி : 044 – 4273 2141
* அச்சாக்கம் : துர்கா பிரிண்டர்ஸ், சென்னை-600 005.

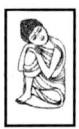

ஆர். ஷண்முகசுந்தரம் (1917-1977)

தமிழின் முன்னோடி எழுத்தாளரான ஆர். ஷண்முகசுந்தரம் திருப்பூர் மாவட்டத்தில் உள்ள கீரனூர் என்னும் கிராமத்தில் பிறந்தார். 'மணிக்கொடி' எழுத்தாளர் இவர். 'மணிக்கொடி' எழுத்தாளர்களில் முதலில் நாவல் எழுதியவர் இவர்தான். 'நாகம்மாள்' நாவலை 1942இல் எழுதினார். கிராம வாழ்வை மையமாக வைத்து தமிழில் எழுதப்பட்ட முதல் நாவல் இதுதான். தன் இலக்கிய வாழ்வைச் சிறுகதை ஆசிரியராகத் தொடங்கினாலும், நாவலாசிரியராகவே அறியப்படுகிறவர். சட்டிசுட்டது, அறுவடை, தனிவழி போன்ற இருபதுக்கும் மேற்பட்ட நாவல்களை எழுதியுள்ளார். மேலும் கவிதை, கட்டுரை, நாடகம், மொழிபெயர்ப்புகள் என இவரது உலகம் பெரிது. பதேர் பாஞ்சாலி உள்ளிட்ட நூற்றுக்கும் மேற்பட்ட நாவல்களைத் தமிழில் மொழிபெயர்த்துள்ளார். நாகம்மாள் எழுதப்பட்டு 70 வருடங்கள் கடந்த பிறகும் இன்று எழுதியது போன்று அதே உயிர்த்துடிப்புடன் புத்தம் புதியதாய்க் காட்சி யளிப்பதுதான் அவருடைய எழுத்தின் மேதைமைக்கான சான்று. தமிழ் நாவலாசிரியர்களின் வரலாற்றில் தவிர்க்க முடியாத இடம் இவருடையது.

1

‘கூந்தப் பனையோலை
குயிலணையும் பொன்னோலை! – இப்பக்
கூந்தப் பனை சாஞ்சா
குயில் போயி எங்கணையும்?’

வண்டிக்கார நாச்சப்பன் அவனுக்கே சொந்தமான தனிப் பாணியில் ஆனந்தமாகப் பாடிக்கொண்டே தன்னுடைய ஒற்றை மாட்டுவண்டிச் செவலைக் காளையைத் தட்டி ஓட்டிக் கொண்டிருந்தான். கன்னபுரம் தேரில் ஏழு வருஷங்களுக்கு முன் வாங்கிய காளை அது. கை பட்டால் காற்றாகப் பறக்கும். சண்டி மாடாக இருந்தாலும் தார்க்குச்சியின்றியே ‘நேம்பா’கச் சாரத்தியம் பண்ணும் கலை அவனுக்குக் கை வந்திருந்தது. இன்று நேற்றா வண்டி ஓட்டுகிறான்? கடந்த நாற்பது வருஷங்களாக அதே தொழிலைச் செய்து வருகிறான். அவனுக்குத் தெரிந்த தொழிலும் அது ஒன்று தான்!

நாச்சப்பன் பத்து வயதுச் சிறுவனாக இருக்கும்போது சாட்டையைக் கையில் பிடித்தான். இன்றுவரை சாட்டையைக் கீழே வைக்கவில்லை. அவனுடைய மகனுக்கும் இப்போது பத்து வயதாகிறது. பையன் கிட்டப்பனிடம் சாட்டையைக் கொடுக்கலாமா வேண்டாமா என்பதைப் பற்றிய ‘குமைச்ச’லே கொஞ்ச நாளாக நாச்சப்பனை அரித்துக் கொண்டிருக்கிறது. ‘சாட்டை மொனை துளுராட்ட இருக்கோணும் தம்பி’ என்று மைந்தனிடம்– அவனையும் தன்னுடன் கூட்டிச் செல்கையில் கூறுவான். அது அவனுடைய வழக்கம்!

இந்தச் ‘சாட்ட நிற்கும் அண்டமெல்லாம் சாட்டையிலாப் பம்பரம் போல் ஆட்டி வைக்கும்’ அண்ணன்கூட சாட்டைச் சமாச்சாரத்தில் நாச்சப்பனுக்கு ஒரு சரியான வழியைக் காட்ட

வில்லை! செல்லியம்மன் கோயிலில் பூ வைத்துக் கேட்டான். வெள்ளைப் பூ வந்தது! மாரியாத்தா அதற்கு மாறுபட்டாள். கீரனூர் செல்லியாத்தாளும் மாரியாத்தாளும் அவனுக்குக் கண்கண்ட தெய்வங்கள்! பையனையும் தன்னைப்போலவே வாடகை வண்டி ஓட்டிக்கொண்டே இருக்கச் சொல்வதா? அல்லது வேறு வேலையில் ஈடுபடுத்துவதா? அதை நினைக்க நினைக்கக் கலக்கம்தான் அதிகரித்ததே தவிர அவன் உள்ளத்தில் தெளிவு பிறக்கவில்லை.

வேட்கை! விண், மண் எங்கும் எதிலும் வேட்கை! சித்திரைச் சுடர்க் கொடுமை தலைவிரித்தாடிக் கொண்டிருந்ததா? இல்லை இல்லை! இயற்கைத் தாய்க்கே இதய தாகத்தைத் தாங்க முடிய வில்லை. உதிரத்தையே உண்டு உடலை நாசமாக்குவது போல பாளம் பாளமாகப் பூமி வெடித்து பூமாதேவி பாதாளத்தின் அடியிலே நீர் ஊற்றைத் தேடிக்கொண்டிருந்தாள்! எல்லா மரங் களும் மொட்டையாக ஓட்டாண்டியாகிவிட்ட போதிலும் நெட்டைப் பனைமரங்களின் உச்சாணியில் பசுமை தோய்ந்திருந்தது. ஆனால் பனைஓலையில் 'சலசல'ப்பில்லை! வாயுவும் குருடாகி விட்டானோ அல்லது ஒளிக் கற்றையின் வேகத்தைத் தாங்காது கிடக்கிறானோ?

காகம் ஒன்று பறந்த பிரம்மை! கருகிச் செத்த மாயை! அந்தக் காணாத காட்சியைக் கண்டுதான் 'கூந்தப் பனையோலை' மெல்ல மெல்ல நாச்சப்பன் நாவில் மிதந்ததாக்கும்!

கிட்டப்பன் இந்நேரம் என்ன செய்துகொண்டிருப்பான்? என்ன செய்வான்? விளையாடிக் கொண்டிருப்பான்? மழையும் வெயிலும் அவனை அணுவளாவது அசைத்துவிடுமா என்ன? அவன் அப்பன் அல்ல. இந்த நாச்சப்பனின் பாட்டன் பூட்டன் முப்பாட்டன் கையைக் கட்டிக் கொண்டு சும்மா இருப்பானா?

'கிட்டானுக்கு என்னப்பா போ!' என்று பிறர் தன்னுடைய மகனைத் தட்டிக் கொடுக்கையில் 'சபாஷ்' போடும்போது நாச்சப்பன் குளிர்ந்து நிற்பான். நெஞ்சத்துப் பாரம் அனைத்தும் அகன்றுவிட்டதாக மகிழ்வான். பையன் தன்னைப்போல 'மந்தா மதுக்கு' அல்ல. துள்ளிக் குதிக்கும் இளங்கன்று! அவனுடைய கண்களே அதைச் சொல்லுமே! பெண் முகம்போல் வட்ட வடிவ மான முகத்தில் பால் வடிகிறதென்பார்களே அப்படி ஒரு களை! அயர்ச்சிக்கும் அவனுக்கும் நெடுந்தூரம்! அர்த்த ராத்திரியில் குரல் கொடுத்தாலும் 'என்னப்பா கூப்பிட்டாயா?' என்று 'விசுக்' கென எழுந்து உட்காருவான். நாச்சப்பனுடைய மனைவியைப் போன்று ஒரு அமைதியும் அவனிடம் நிறைந்திருந்தது. சட்டென்று கோபம்

வருவதில்லை. எதையும் மனசுக்குள்ளேயே போட்டு அடக்கிக் கொள்வான் என்றாலும் விருப்பமில்லாத ஒன்றைப் பலவந்தமாக அவன் தலையில் திணிக்க முடியாது. சுள்ளி வலசு மணியக்காரருக்குத் ‘துணையாளா’கக் கொஞ்ச நாள் தெற்கே வடக்கே போய்க் கொண்டிருந்தான். அதாவது சாளேசுரக்காரரான மணியக்காரர் கோயிலுக்குப் போகும்போது கைத்தடி ஒரு பக்கம், கிட்டான் ஒரு பக்கம். தட்டத்தில் திருநீறை எடுக்கத் தடுமாறாமல் மணியக்காரரை நிதானப்படுத்த வேண்டும். தூரத்தில் வரும் உருவத்தின் ஊரையும் பெயரையும் முன்கூட்டியே சொல்லிக் கொடுக்க வேண்டும். மணியக்காரருக்கு வீட்டுக்கும் வாசலுக்கும் சதா அவர் நடந்த மணியம்தான். கல்லுக் கரடு காலில் படாமல் மணியக்காரரைப் பத்திரமாகப் பார்த்துக்கொள்ள வேண்டும். இரவு படுக்கப் போவதுவரை படுக்கைக்கு அருகே வைத்திருக்கும் படிக்கம் கைபட்டுக் கவிழ்ந்துவிடாமல் இருப்பது முதற்கொண்டு ஒரு பத்து வயதுப் பாலகன் கண்காணித்துக் கொள்வதென்றால் சாமான்யக் காரியமா? வெற்றிலை எச்சிலைத் தம்முடைய மேல் துண்டின் மீதே துப்பிக்கொள்வார். மேலாடை காற்றில் பறந்து அலங் கோலத்தை அப்பிக் கொண்டால் அதற்குக் கிட்டானா பிணை? ‘ச்சீ! நாய் மகனே’ என்பார். மணியக்காரருக்கு நாய் மகன் என்ற வார்த்தையைத் தவிர வேறு சொல்லே அகப்படாது. பெற்ற பிள்ளையை– ஆளுக்கு ஆளான ஆறுமுகத்தையும் அவர் அப்படித் தான் திட்டுகிறார். ஆனால் பிள்ளை கேட்டுக் கொள்வான். கிட்டான் கேட்க வேண்டுமே!

‘மணியக்காரர் வளவுப் பக்கமே நான் போக மாட்டேன்’ என்றான் கிட்டன்.

நாச்சப்பன் ‘என்ன, ஏது?’ என்று கேட்கவில்லை. ‘செரிடா போ’ என்று ஒரே சொல்லில் மகனுடைய ராஜினாமாவை அங்கீகரித்து விட்டான்.

அடுத்த வாரம் அரிசிக்காரன் அங்கப்பனோடு ‘சந்தை சாரி’களுக்கு மகனை அனுப்பி வைத்தான். வேகாத வெயிலில் பல சந்தைகளிலும் அரிசி மூட்டைகளுக்குக் காவல் இருந்தான். ஒரு நாள் அரிசி மூட்டை ஒன்றில் – சாக்குப் பொத்தலாக இருந்ததால், நாலைந்து படிக்குமேல் அரிசி கொட்டிவிட்டது. அதற்கு அவனா ஜவாப்தாரி? வியாபாரிக்கு கடுங்கோபம்! ‘ஏண்டா உனக்குக் கண் எங்கே இருக்குது? முன்னாலா பின்னாலா?’ என்றான் ஆத்திரத் தோடு.

‘முன்னால் தானய்யா இருக்குது! கண்ணைத் தொறந்து பாரு. நல்லாத் தெரியுமே!’ என்று பதிலடி–சொல்லடி தந்துவிட்டு நேராக வீடு வந்து சேர்ந்தான்.

பல தோட்டங்காடுகளுக்கு ‘வெளச்சல் வெள்ளாமை’க் காலங்களில் காவலுக்குப் போய்ச் சேர்ந்தான். அந்தச் சின்னஞ்சிறு வயதுக்கு விடியுமளவும் கண்விழித்துக் காவல் காப்பது ஒருவிதத்தில் ‘கடுங்காவல்’தான்! என்னதான் உண்மையாகச் சக்தியானுசாரம் பாடுபட்டாலும் நாலு ‘செரகு’ பச்சைமிளகாயோ பத்துப் ‘பாத்தி’ வெங்காயமோ களவு போயிருந்தால்... அத்தனையுமா போயிருக்கும்? ‘கொஞ்சநஞ்சம்’ போயிருந்தாலும், ஏன் ‘பாதம்’ பட்டிருந்தாலே – அந்தத் ‘திருட்டு’ பகலில் கூட நடந்திருக்கலாம்– ‘ஏண்டா கழுதை! குடிசைக்குள்ளே தூங்கீட்டா இருந்தே!’ என்று உடையவன் ஒப்பாரி வைக்கத்தான் செய்வான். அந்த ஓங்கார நாதம் பையனுடைய வேலைக்குச் ‘சீட்டு’ கிழித்துவிடும். மறுபடி எட்டிப் பார்க்க மாட்டான். அப்பனும் ஏனென்று கேட்க மாட்டான். நாச்சப்பன் வாழ்க்கைப் பாதையில் நன்றாக அடிபட்டவன். அவனுடைய ஒற்றை மாட்டு வண்டியின் சக்கரப் ‘பட்டா’க்கள் எவ்வளவோ தேய்ந்திருக்கின்றனவே! ஆனால் பையனுக்கு ஒரு விஷயம் துலாம்பாரமாகத தெரிந்தது. ‘எவங்கிட்டேயும் வேலைக்குச் சேரக் கூடாது! சேர்ந்தால் தொந்தரவு! அவனுக்கே நேர்ந்த அனுபவங்கள்! பிறகு ‘வைத்து’க் கொண்டாலும் சிரமம்தானே? தானும் எவரையும் வேலைக்கு வைத்துக்கொள்வதில்லை என்ற விசித்திர எண்ணமும் அவனுள் உதித்தது. கற்பனையில் அவன் பெரியவன் ஆகிவிட்டான்! சொத்துச் சுகங்கள் நிறைந்துவிட்டன! அப்போது பணிவிடை புரிய ‘ஆள் அம்புகள்’ வேண்டாமா? ‘வண்டிக்காரன் மகன் வண்டிக்காரனாகத்தான் இருக்க வேண்டுமா?’ என அப்பன் அங்கலாய்த்துக் கொண்டிருக்கிறான். ‘மொளச்சு’ மூணு இலை குருத்து விடுவதற்குள் பிள்ளையின் புத்தியில் ‘கனி’யுன்னும் சாயைகள் மின்னத் தொடங்குகிறதே!

கீரனூரிலிருந்து ஊத்துக்குளிக்குப் பத்து மைல்கள். பாலதுளுவு வழிதான். வழியில் ரங்கம்பாளையம், சாவடிப்பாளையம் சற்றுப் பெரிய ஊர்கள். சின்ன வியாபாரிகளும் ‘ஊர்ச்சேரி’க்குப் போகிற வசதிக்காரர்களும் அங்கெல்லாம் அதிகம். நாச்சப்பனுடைய வண்டிக்கூட்டைக் கண்டாலே ‘அவங் கிடுகிடு’ன்னு வந்திருவானப்பா!’ என்று வாடிக்கைக்காரர்களின் முகங்கள் மலர்ந்துவிடும். அந்த ‘மலர்ச்சி’க்குப் பன்னெடுங்காலமாக எந்தவித நலிவையும் நாச்சப்பன் ஏற்படுத்திக் கொள்ளவில்லை.

வாடகை பேசி இன்றுவரை அவனுடைய வண்டியில் யாரும் ஏறியதில்லை. 'பட்டினத்தார்கள்' என்றால் முதலிலேயே 'வண்டிச் சத்தம் எவ்வளவு?' என்று கறாராகக் கேட்டுவிடுவார்கள். அங்கே யுள்ள வண்டிக்காரர்களின் போக்கும் அப்படித்தான். ஆனால், கிராமப்புறங்களில் அந்த வண்டிக்கார நாச்சப்பனைத் தெரியாத வர்களே அங்கே கிடையாதென்றே கூறிவிடலாம். குழந்தை முதல் கிழங்கள்வரை எல்லோருக்கும் 'நம்ம நாச்சப்பன்' என்ற செல்லப் பெயரே நுனி நாவில் கொஞ்சிக்கொண்டு உச்சரிப்பாக அமைந்து விட்டது. என்ன கொடுத்தாலும் கொள்வான். அது 'ஏறுமாறாக' இருக்காது. அவனுக்கு எகத்தாளமாகப் பேசத் தெரியாது! பேசவும் வராது!

முப்பது வருஷங்களுக்கு முன்னர் அவன் சந்தித்த மனப்பாங்கு களுக்கும் இன்றைய மனோநிலைக்கும் ஒரு 'தொடர்பு' இருந்த போதிலும் – அந்த இழையில் 'முட்டு முடிச்சு'கள் நிறைய விழுந்து விட்டன என்பதைக் கண்ணாரக் கண்டான். இருப்பினும் அவன் 'கண்மூடி' ஞானிதான்! 'இமுக்குப் பொடுக்'கென்று ஏதும் சொல் லாமல் தன்னுள்ளே அடக்கிக்கொண்டான்.

'யார்ரா வண்டிக்காரன்?' என்று அதிகாரம் படிப்படியாக மறைந்து வண்டியை நிறுத்துண்ணா நிறுத்துவயா, சும்மா ஓட்டிக் கிட்டே போனா என்ன அருத்தம்?' என்கிற சூடும் தணிந்து, 'நம்ம நாச்சப்பனா?' என்ற இறக்கத்தை அவன் சில வேளைகளில் நினைத்துக்கொண்டு தனக்குள்ளேயே சிரித்துக்கொள்வான்.

சுதந்திர இந்தியா உதயமாகி அப்போது இரண்டு ஆண்டுகள் ஆகியிருந்தன. எங்கும் பணம் புழக்கம். நோட்டுக்கள் 'முறி'படுவது சர்வ சாதாரணம். தலைக்கு ஒரு துண்டு உருமாலாகவும், மேல் துண்டாகவும் அதுவே உதவும். இடுப்பு வேட்டியை தொடைக்கு மேல் கோவணம் போல் செருகிக் கட்டிக்கொண்டு சென்ற கவுண் டர்கள், ஏன் 'பலபட்டரை'களும்கூட இப்போது 'பாதமளவு' வேஷ்டியும், 'முண்டாசு'ப் பனியன்களும், வெள்ளை – வெள்ளை யிலும், பல தினுசு–கலர்களிலும். அப்படித்தான் தந்தார்கள். குடுமி வைத்த ஆட்களைத் தேடித்தான் கண்டுபிடிக்க வேண்டும். நெற்றிக்கு இட்டுக்கொள்வார் யாரையும் காணோம்! முன்பு அடிமடியில் சுருக்குப் பையிலிருந்தோ ஒன்றுக்கு மூன்று தரம் எண்ணிப் பார்த்துக் கொடுத்தவர்கள். நோட்டுக்களை நீட்டி, 'உம், மிச்சத்தைச் சீக்கிரம் குடு நாச்சப்பா' என்கிறார்கள். அவனைப் பொறுத்தவரை எந்தவித அவசரமும் கிடையாது. மற்றவர்களுக்கோ

சதா அவசரம்தான். நிற்க நேரமில்லை. வெகு வேகமாகப் போய்க் கொண்டிருக்கிறார்கள். அவர்கள் எல்லாம் எங்கே போகிறார்கள்?

ரங்கம்பாளையத்திலிருந்து குறுக்குத் தடத்தில் ஊத்துக்குளிச் சந்தைக்கு வருகிற பொங்கிணாக் கவுண்டன் தன்னுடைய தோட்டத்து இளநீர்க் காய்களை வண்டி நிறைய 'பாரம்' ஏற்றி இருந்தான்.

"பொங்கிணா நீயுந்தா இப்படி மின்னுக்கு வந்து ஒண்டிக்கறது தானே?" என்று நாச்சப்பன் கூப்பிட்டுப் பார்த்தான்

"நா ரண்டு எட்டிலே போயர்ரேஞ் சாமி. நீ கத்தாம் கண்ணி முக்குத் திரும்பறதுக்குள்ளே நா சந்தையிலே நிப்பன் பாத்துக்கோ" என்றான்.

பொங்கிணன் முரட்டு ஆள், ராட்சச நடை. நாலு எட்டிலே ஊத்துக்குளியை எட்டிப் பிடித்துவிடுவான். ஊர்வலத்தில் போவது போல் பார வண்டியில் உட்கார்ந்துகொண்டு வரச் சொன்னால் அவன் கேட்பானா?

வண்டி மெதுவாகத்தான் போய்க் கொண்டிருந்தது. எங்கே வேகமாகப் போகவேண்டும் என்பது காளைக்குத் தெரியும். அந்தக் காளை என்ன? எந்தக் காளையானாலும் பத்து நாள் பழகி விட்டால் போதும், பிறகு வாய் திறந்து பேசாததுதான் குறை! மாட்டோடு அவன் பேசுவான். அவைகளுக்கு அவன் 'பாஷை' எளிதில் புரிந்துவிடும்!

கிட்டப்பன் மூத்த பையன். தன் கைக்கு வந்து சேரும் காளைகளை 'இளைய பிள்ளை'யாகவே கருதி வந்தான். இளையது கைக்குழந்தை! இடுப்பை விட்டு இறக்கினால் கண்டதை எல்லாம் எடுத்து வாய்க்குள் போட்டுக் கொள்ளும் அல்லவா? கவனமெல்லாம் அதன் மேலேயே இருக்க வேண்டும். அப்புறம் காளைக்குக் குளிப்பாட்டுவது என்ன? 'கொம்பு சீவு'வது என்ன? உடம்பைத் தட்டிக்கொடுப்பது என்ன? வால் முதுகு, அதன் கீழ்ப்பாகங்களையும் 'சாணி கீணி' அசிங்கமாகப் படிந்திராமல் சுத்தம் செய்துவிட்டுக் கொண்டே இருப்பான். 'வாயில்லாச் சீவனுக்கு வயிறு நிறையக் குடுக்கோணுமிங்க! இல்லாட்டி அது என்ன வாய் தெறந்தா நம்மளைக் கேக்கப் போவுது!' என்று பையனைக் காட்டிலும் ஒரு மடங்கு மேலாகவே வண்டிக் காளையை நாச்சப்பன் 'சீராட்டி' வந்தான்.

‘எப்பவும் மொடா நெறயக் கழுநீரு வேணும்’ என்பான். பருத்திக் கொட்டையும் சவாரிக் காளைக்கு வைப்பது மாதிரி ஆட்டி ஊத்துவான். கட்டுத்தரையில் நடுச்சாமத்திலும் சிறு சத்தம் கேட்டால் எழுந்தோடிச் சென்று பார்ப்பான். மிருகத்திற்கும் மனித னுக்கும் வித்தியாசத்தைக் காணவில்லை அவன். அதனால்தான் நொய்யல் ஆற்றருகே வறண்ட அந்தச் ‘செறை’யில் மொட்டை மரங்களில் உட்காரக்கூட இடமின்றி ஓடிஓடிக் களைத்த பறக்க மாட்டாத பறவை ஒன்றின் சிறகோசையைக் கேட்டதும் ‘கூந்தப் பனையோலை’ப் பாட்டு அவனையறியாமல் அவனிடமிருந்து பிறந்துவிட்டது. கிட்டப்பன் உருவம் லேசாக அவன் கண்களுக்குத் தெரிந்தது. ‘நா கண்ணை மூடினா அந்தப் பையன் யாரு பாத்துக்கு வாங்க?’ என்கின்ற வினா சுற்றிச் சுற்றி அவனை வதைத்தது. மிரட்டி மெதுவாக உறக்கத்திலும் ஆழ்த்தி விட்டது.

நாச்சப்பன் தூங்கிப் போனால் அந்தக் காளையும் அவனுடன் சேர்ந்து தூங்கிவிடுமா என்ன? அது பாட்டுக்குப் போய்க் கொண்டிருந்தது. ஊத்துக்குளிச் சந்தைக்குப் போனதும் எந்த மரத்தின் அடியே நிற்க வேண்டும் என்பதெல்லாம் அதற்கு மனப்பாடம்!

* * * *

கிட்டப்பனும் சிங்கநல்லூர் கருப்பண்ணனும் கை கோர்த்துக் கொண்டு கீரனூரை வலம் வந்து கொண்டிருந்தார்கள்

“யார்ரா... கருப்பனா?” என்றார் மாரியாத்தா கோயில் திண்ணையில் உட்கார்ந்திருந்த முத்துக்கவுண்டர்.

சுப்ப பண்டாரம் முந்திக்கொண்டு, “ஆமாங்க!” என்றான்.

“நீ சும்மார்ரா” அதட்டினார் கவுண்டர்.

சுப்பன் ஒடுக்கமாக படிக்கட்டிலேயே காலைக் குறுக்கிக் கொண்டு தலையையும் தொங்கப் போட்டுக் கொண்டான். ஏனென்றால் சிரிப்பை சுப்பப் பண்டாரத்தால் எப்போதுமே அடக்க முடியாது. முத்துக்கவுண்டர் அறுபதைத் தாண்டியும் கோபத்தை அடக்கிப் பழக்கப்படாதவர். கையிலிருக்கும் கைத்தடியில் ‘பொட்’டென்று ஒரு போடு போட்டுவிட்டாரானால் அடிபட்ட இடம் வீங்கிப் போகுமே! இரும்புப் ‘பூண்’ போட்ட தடி அல்லவா அது?

கிட்டப்பனுக்கு முத்துக்கவுண்டர் தாத்தாவைப் போல், சரியாகச் சொல்வதானால் தாயும் தந்தையும் மாதிரி என்று

கூறுவதுதான் பொருத்தமாக இருக்கும். நீண்ட நெடுநாட்களுக்கு முன்பே 'சுற்றமும் நட்பும்' அற்றுப்போனவன் கிட்டப்பன். நினைவு தெரிந்ததிலிருந்து எவரையாவது அண்டிப் பிழைத்தே உடம்பை வளர்த்து வந்திருக்கிறான் அவன். சும்மா ஊரைச் சுற்றிக்கொண்டு திரிந்த சமயங்களில் சிலவேளை 'சிவனே' என்று கோயில் குறட்டு வாசலில் தலை சாய்த்துப் படுத்துக் கிடப்பான். நடுச்சாமத்திற்குத் தன்னைத் தட்டி எழுப்புவது அறிந்து திடுக்கிட்டு எழுவான். எங்கோ இரண்டு மூன்று மைல்களுக்கு அப்பாலிருக்கும் காடுகரை களைச் சுற்றிப் பார்த்துவிட்டு 'எல்லாம் ஒழுங்காத்தான் இருக்குது' என்ற நிம்மதியில் வீடு திரும்பும் முத்துக்கவுண்டர் இந்தப் பட்டினிச் 'சிவனை'க் கண்டுகொள்வார். அவருக்கு இவனுடைய 'கதை' அத்தனையும் தெரியும். 'ஏண்டா நாயே! கஞ்சித் தண்ணி குடிச்சயா?' என்பார் இவன் என்ன பதில் சொல்வான்.

'எந்திரிச்சு வாடா' என்பார் பரிவோடு. இரவுச் சாப்பாட்டை வெகுகாலத்திற்கு முன்பே அவர் நிறுத்திவிட்டார். பலகாரம்தான். பலகாரம் என்றால் எண்ணெய்ப் பண்டங்கள் முத்துக்கவுண்டருக்கு ஒத்துக்கொள்ளாது. அநேகமாக இட்டிலியும் சக்கரைவள்ளிக் கிழங்கும் இருக்கும். பழத்திற்குப் பஞ்சமில்லை. அவர் தோட்டத்து 'மொந்தை வாழை'ப்பழம் இரண்டு தின்றாலே வயிறு நிறைந்துவிடும்.

மற்றொரு சமயமாக இருந்தால் கருப்பண்ணன் கவுண்டர், 'சரியப்பா, போ' என்று சொல்லும்வரை 'தொணதொண'த்துக் கொண்டிருப்பான். அந்தத் தொணதொணப்பில் மற்றவர்களுக்கு எத்தனையோ புதுமைகள் மண்டிக்கிடப்பதாகத் தோன்றும். ஆனால் கருப்பண்ணனுக்கு ஒரே சமாச்சாரத்தை நூறு தரம் திருப்பித்திருப்பிச் சொல்லிக் கொண்டிருப்பதால் 'தொணதொண'ப் பாகவே பட்டது.

கருப்பண்ணன் கீரனூருக்கு வாழ்த்தும் வணக்கமும் தெரிவித்து விட்டு பத்துப் பன்னிரண்டு வருஷங்களுக்குப் முன்பே சிங்கநல்லூர் சென்றுவிட்டான். உள்ளூரில் எந்தவிதமான வேலையும் கிடையாது. வேலை கொடுக்கக்கூடிய இடமிருந்தால்தானே வேலைக்கு முயற் சித்துப் பார்க்கலாம்? அவன் ஒன்றுக்கும் சளைக்காதவன். ஆனால் வேலையற்று ஊருக்குள்ளே திரிந்துகொண்டிருந்ததால் அவனுடைய கால்கள் சளைத்துவிட்டன!

காங்கயத்துச் சைக்கிள் கடைக்காரன்தான் சிங்கநல்லூருக்குப் போகும்படி முதலில் ஆலோசனை கூறினான். சைக்கிள் கடைக் காரனுடைய தம்பி பேரூருக்குப் போனவன், ஆற்றில் குளிக்கும்

போது மடியிலிருந்த இரண்டு ரூபாய் நோட்டையும் தண்ணீருக்குத் தத்தம் பண்ணிவிட்டான். கோயமுத்தூரிலிருந்து நாற்பத்தி ஐந்து மைல் ஆச்சே காங்கயம்? நடந்து போனால் கால் தூணாக வீங்கி விடும். தெரிந்தவர்கள் யாராவது கண்ணில் படமாட்டார்களா என்று தெருத்தெருவாகச் சுற்றினான். பட்டேல் ரோட்டுப் பக்கம் படியூர் ஆண்டிப் பையன் கண்டு கொண்டான். 'அண்ணா வாங்க! அண்ணா வாங்க!' என்று ராஜோபசாரம் செய்தான். அது மாத்திரமா? தான் வேலை செய்யும் 'போரிங் மிஷின்' பவுண்டரிக்கும் கூட்டிச் சென்று காட்டினான். 'பத்து நாள்லே வேலை பழகிக் கலாம்; ஆனா இதைவிட மில்லிலே சேந்திட்டா பஞ்சமே வெடிஞ்சு போயிரும். அங்கே சைக்கிள் கடையிலே என்னண்ணா காத்து அடிச்சிக்கிட்டும், 'பஞ்சர்' போட்டுக்கிட்டும்... இங்கே வந்திருங்க" ஏதாச்சும் கிடைத்தால் மேற்கே கிளம்பிடக் கங்கணம் கட்டிக் கொண்டு இருந்தவன்தான். அதற்குத் தகுந்தாற்போல் சிங்கநல்லூர் புது மில் ஒன்றில் வேலையும் கிடைத்துவிட்டது. இரண்டு வருஷத்திற்குள் ரொக்கமாக ஐநூறு சேர்த்து விட்டான்.

சைக்கிள் கடைக்காரன் கை இப்போது ஓங்கிவிட்டது. பழைய வண்டிகள் மாற்றிவிட்டு புது வண்டிகள் கொண்டு வந்தான். அத்துடன் எதிர்ப்படுகிற இளைஞர்களிடம் தனக்கு வேண்டிய வர்களுக்கு 'அட, சிங்கநல்லூருக்குப் போப்பா' என்ற யோசனையும் கூறத் தவறுவதில்லை.

'ஊரைச் சுத்தி பத்துப் பதினைஞ்சு மில் இருக்குது. உனக்கும் எதிலாச்சும் வேலை கெடைக்காமலா போகும்? எதுக்கும் என் தம்பியை மொதல்லே பார். அவன் இருக்கறப்போ உனக்கு என்னடா கொறை?' என்று ஊக்கம் தந்து பேசினான்.

சைக்கிள்கடைக்காரனுடைய பேச்சு உந்திற்று. கருப்பண்ணனின் உள் உணர்வுகளைத் தட்டி எழுப்பிற்று. ஊதிய பின் தணல் செவ்வொளி பரப்புவது போன்று அவன் நெஞ்சுக்குள்ளும் ஏதோ கனன்றது. ஆனால் சிங்கநல்லூருக்கு அந்தச் சைக்கிள் கடைக் காரனிடமே ஒன்றரை ரூபாய் கைமாத்து வாங்கிக்கொண்டு புறப்பட்டபோது – இந்தப் பணத்தை இனி எந்த நாள் திருப்பிக் கொடுக்கப் போகிறோம் என்ற 'அவநம்பிக்கை' தன் இதழ்களைக் கட்டுக்கட்டாக அவிழ்த்து வைத்தது. இருப்பினும் கீரனூருக்குச் சிங்கநல்லூர் ஆயிரம் மடங்கு மேல்தான் என்ற குருட்டுத் தைரியம்? உள்ளூரில் கிடக்கும் பட்டினியை வெளியூரில் அப்பியசிப்பதில் ஒன்றும் கெட்டுவிடப் போவதில்லை. தவிர, எந்தப் பிள்ளையும் குட்டியும் அவன் போய்விட்டானே என்று கண்ணீர் விட்டுக் கலங்கப்

போகிறதா? 'நின்றால் நெடுஞ்சுவர்! விழுந்தால் குட்டிச் சுவர்!' என்று முத்துக்கவுண்டர் அடிக்கடி சொல்லும் 'அமுத வாக்கை' எண்ணி ஆறுதல் அடைந்துகொண்டான்.

சிங்கநல்லூரிலுள்ள காவிரி மில்லில் அவனுக்குச் சுலபமாகவே ஒரு வேலை கிடைத்தது. தார்க்குச்சிக் கூடைகளைத் தூக்கும் வேலை. 'காலி'க் குச்சிகளை நூல் சுற்றும் கட்டிடத்தில் கொண்டு போய் கொட்டிவிட வேண்டியது. அவ்வளவுதான். இரும்புக் கூடை களைத் தூக்கவும் அவன் தயார். தார்க்கூடை தூக்கல் மல்லிப்பூ கோர்ப்பது போல ரொம்ப எளிதாக இருந்தது அவனுக்கு. இன்றைக்கு இந்தப் பத்து வருஷத்தில் அவன் ஒவ்வொன்றாகக் கற்றுக்கொண்டு மேஸ்திரி ஆகிவிட்டான். 'கருப்பண மேஸ்திரியா? அடேயப்பா, கண்டிப்பான ஆள்!' என்ற பெயரும் எடுத்துவிட்டான்.

முப்பதைத் தாண்டிய கருப்பண்ணனிடம் மில்லிலுள்ள சகபாடிகள் 'என்னய்யா! கல்யாணச் சோறு எங்களுக்கெல்லாம் எப்போ போடப் போறே' என்று கிளறுவார்கள். 'அதெல்லாம் பெரியவங்க பாத்துச் செய்யறது?' என்று பூசி மெழுகிவிடுவான். நண்பர்கள் தொல்லை தாளமாட்டாமல் – அந்த அன்புத் தொல்லை யினின்றும் விடுபடுவற்காவது வேண்டி ஆடிக்கொருதரம் அமாவாசைக்கொருதரம் ஊர்ப்பக்கம் தலை காட்டுவான். என்ன இருந்தாலும் சொந்த ஊர், அதைக் கண்ணால் பார்ப்பதிலே தனி ஆனந்தம்!

இந்தத் தடவை ஏழெட்டு நாட்கள் ஆகியும் கருப்பண்ணனுக்கு சிங்கநல்லூர் திரும்ப வேண்டுமே என்கிற வேகம் அடங்கிக் கிடந்தது. அந்த வேகத்தை அணைபோட்டுத் தடுத்துக் கொண்டி ருந்தான் கிட்டப்பன்.

பையனை அவனுக்குப் பிடித்திருந்தது. பையனுக்கும் அவனிடம் ஒரு வாஞ்சை. எந்நேரமும் நிழல்போல் பின்தொடர்ந்து கொண்டே இருக்கிறான். கருப்பண்ணன் பேச்சுக்களை வியப்போடு கேட்கிறான். சிங்கநல்லூரை ஏதோ வரலாற்றுப் புகழ்பெற்ற இடத்தைச் சரித்திர மாணவன் தன்னுடைய ஆசிரியரிடம் ஆர்வத்தோடு கேட்டுத் தெரிந்து கொள்வதுபோல் துருவித் துருவி விரும்பி விசாரிக்கிறான். உல்லாசப் பயணம் சென்று வந்தவர் 'ஒப்பற்ற இடங்களை' வீட்டி லுள்ளோர்க்கு வர்ணிப்பது மாதிரி கருப்பண்ணனும் அலுப்புச் சலிப்பின்றி விவரிக்கிறான். ராட்டையிலிருந்து பஞ்சு நூலாவது கிட்டப்பன் கண்களுக்குச் சூரியன் உதிப்பது போல! அதில் என்ன விந்தை! ஆனால் பஞ்சாலைப் பெரிய பெரிய யந்திரங்கள் –

என்னென்ன விநோதங்களைப் புரிந்து பஞ்சை நூலாக்குகிறது! அந்தப் பஞ்சு மலையைக் குளிர செய்யும் அதிசயமே அதிசயம்! வீணாகானம் மாதிரி யந்திரகானம். சிறுவன் இதயத்தில் ஒலிக்க ஆரம்பித்துவிட்டது.

"ஏய் கிட்டப்பா! நீயும் எங்கூட வர்றயாடா?" சிரித்துக்கொண்டே கருப்பண்ணன் கேட்டான்.

"எங்க அப்பன்?" என்று கிட்டப்பனும் ஒரு கேள்வியைக் கேட்டான்.

"அப்பனும்தான். குட்டி போகையிலே ஆடு வராமையா இருக்கும்?" என்றான்.

"செத்தாலும் எங்கப்பன் வரவே வராது!" உறுதியாகச் சொன்னான் பையன்.

2

கருப்பண்ணன் பலமாகச் சிரித்துக்கொண்டு, "அதென்ன தம்பி அப்படிச் சொல்றே? உன்னையுட்டுட்டு அப்பன் இங்கே என்ன செய்யுது? இங்கே ஓட்டற வண்டியை அங்கேயுந்தா வந்து ஓட்டினாப் போச்சு?"

சிறுவன் தலையை ஆட்டினான்.

"அப்ப நீ வந்தாரே!" என்று அன்பாகச் சொன்னான் கருப்பணன்.

அவனுடைய குரலில் ததும்பிய குழைவு பையனைத் திக்கு முக்காடச் செய்தது. அப்பனைப் பிரிந்து, இல்லை அப்பன் தன்னைப் பிரிந்து தனியாக எப்படி இருக்கும் என்று 'சடா'ரென்று பதில் சொல்லி இருப்பான். ஆனால் முடியவில்லை.

கிட்டப்பனுடைய சின்னஞ்சிறு உள்ளக்கிடக்கையை நொடிக்குள் கருப்பண்ணன் அறிந்துகொண்டு விட்டான். நூற்றுக்கணக்கான ஆட்களுடன் தினசரி பழகும் மேஸ்திரி அல்லவா? சட்டென்று வார்த்தைகளில் சொல்லி விடுகிறதாலே சொல்லாத நெஞ்சங்களை அவன் அதிசயமாகப் புரிந்துகொள்கிறவன்! "செரி, இப்ப என்ன அவசரம்? அப்பங்கிட்டே நானே கேக்கறேன். இன்னைக்கு எந்த ஊரு சந்தைக்குப் போயிருக்குது? ஊத்துக் குளிக்கா? செங்கப் பள்ளிக்கா? என்று பேச்சை மாற்றினான் கருப்பண்ணன்.

"எல்லாச் சந்தைக்கும் அப்பன் போகாது. எப்பாச்சும் காங்கயம் சந்தைக்கு வாடகை கெடாச்சாப் போகும். நித்தமும் ஊத்துக் குளிக்குப் போய்வாரது" என்று தன் தந்தையுடைய போக்குவரத்து' அட்டவணையைப் பரப்பினான் மகன்.

"அட என்னப்பா? ஊத்துக்குளிக்கு எட்டு நாளைக்கும் வாடகை கெடைக்குமா?" ஆச்சரியத்தோடு விசாரித்தான் கருப் பண்ணன். சிறுவனுக்குச் சிரிப்பு வந்தது. அப்போதுதான் கருப்

பண்ணனுக்கு எவ்வளவு தூரம் தான் ஊரைவிட்டுச் சென்று விட்டோம் என்கிற உண்மை புலப்பட்டது. ஊத்துக்குளி மார்க்கம் நல்ல ராஜபாட்டை. ரயிலுக்குப் போகிறவர்கள், ஊத்துக்குளி சென்று பஸ்ஸைப் பிடிப்பவர்கள், வழியில் வாரத்திற்கு மூன்றுதரம் வெவ்வேறு ஊர்களில் கூடும் சந்தைகள், இன்னும் திருப்பூர், தாராபுரம் செல்பவர்களுக்கு குதிரை வண்டிகள் கிடைக்கும் 'நாலு ரோடுகள்'-இவ்வளவும் கணத்தில் அவனுக்குப் பளிச்சிட்டன. நாச்சப்பன் வண்டி மாத்திரம் என்ன? இன்னும் இரண்டு வாடகை வண்டிகள் ஓடினாலும் தாங்கும்! ஆனால் அது சிறுதொழில் - குறைந்த வருமானம்! இல்லாவிட்டால் நாச்சப்பனுக்குப் போட்டி யாக யாராவது முளைத்திருப்பார்கள்!

மாலை விளக்கேற்ற மாரியம்மன் கோயிலுக்கு இரண்டு மூன்று பெண்கள் கைவிளக்குடன் வந்தார்கள். முத்துக்கவுண்டரும் இருக்கையை விட்டு எழுந்தார். இனி அதிக நேரம் அவர் பேசிக் கொண்டிருக்க மாட்டார். மேய்ச்சல் மாடுகளைப் பார்க்கா விட்டால் அவருக்குத் தலை வெடித்துவிடும். என்ன தலைபோகிற காரியம் இருந்தாலும் எல்லாமே அதற்கு அடுத்தபடிதான். இரும்புப்பூண் தடி படிக்கட்டில் பட்டு 'டிங்' என்று ஓசை எழுப்பிற்று.

கருப்பண்ணன், "எந்திரிச்சிட்டீங்களா?" என்றான்.

"பொறு! பொறு! பட்டியான நேரம் சொல்றேன்" என்று செல்ல மாக அதட்டிக்கொண்டே அங்கிருந்து மெல்ல முத்துக் கவுண்டர் நடந்தார்.

கிட்டப்பன் கண்கள் செல்லியாத்தா கோயிலைத்தாண்டி செல்லக்கா வலசுத் திருப்பம்வரை வண்டி வருகிறதா என உற்று நோக்கிக் கொண்டிருந்தன. திருப்பத்திற்கு வந்துவிட்டால் சத்தம் கேட்குமே! ஓடைக்கற்கள் ஒவ்வொரு அடியும் சக்கரத்தை இடறச் செய்யும்.

கருப்பண்ணனை நாலைந்து வீட்டுக்காரர்கள் இரவுச் சாப் பாட்டிற்கு அழைத்திருந்தார்கள். அவன் ஒரு மாதம் தங்கி இருந் தாலும் விருந்தாளிதான்! இந்தத் தடவை சுற்றுப்பக்கத்தில் எங்காவது ஒரு காட்டை வாங்கிப்போட விலை பேசிக்கொண்டி ருந்தான். தோட்டம் ஒன்று விலைக்கு வராது. கிணற்றில் தண்ணீ ருள்ள தோட்டங்கள் கிராமத்திற்கு ஒன்றிரண்டு மேலிராது. தாராபுரம் தாலுகாவில் கீரனூர் பிரதேசம் எப்போதுமே வறட்சிக்குப் பெயர் பெற்றது. தண்ணீர்க் கிணற்றை விற்பதும், தங்கக் கிணற்றை விற்பதும் இரண்டும் ஒன்றேதான் அங்கேயுள்ளவர்களுக்கு.

'யார் வீட்டிற்குப் போகலாம்' என்பதைப் பற்றிக் கருப்பண்ணன் யோசித்துக் கொண்டிருந்தான்.

கிட்டானையும் தன்னோடு சாப்பிடக் கூட்டிச் செல்லலா மென்ற நோக்கம். பையனும் வரச் சம்மதிப்பான். நாச்சப்பனும் ஒன்றும் சொல்லிவிடப் போவதில்லை. அவன் மடிக்குள் கட்டிவரும் முறுக்கு, வடை, கிழங்குகள் ஒரு ராத்திரிக்குள் கெட்டுப் போகாது. காலையில் தின்றுவிட்டுப் போகிறான். ஆனால் அப்பன் வருவதற்குமுன் பையனுக்குக் கொஞ்சம் சங்கடமாக இருக்கும். இருட்டியும் விட்டது. 'இன்னும் சற்றுப் பார்க்கலாம். நாச்சப்பன் வந்தபிறகு எந்த வீட்டிற்குள்ளாவது நுழைந்தால் போச்சு! இலை போட்ட வீட்டில் உட்கார்ந்து விடுவது!' என்று தீர்மானத்துக்கு வந்தான். கருப்பண்ண மேஸ்திரி எந்த விஷயத்திலும் முன்கூட்டியே ஒரு 'தீர்மான'த்திற்கு வந்து விடுவான்!

சைக்கிள் மணியை எவனோ 'கணகண'வென்று அடித்தான். கிட்டப்பனுக்கு 'திக்'கென்றது. அப்படித் தலைதெறிக்க வாகனத்தை உருட்டியும் ஒலித்தும் வருகிற ஆள் இவர்களை நோக்கியே கன வேகமாக வந்து கொண்டிருந்தான். என்ன சேதி கொண்டு வருகிறானோ?

அவன் என்னத்தைச் சொல்லி இருந்தாலும் கருப்பண்ணனை வாயடைத்து நிற்கச் செய்திருக்க முடியாது. வண்டிக்கார நாச்சப்பன் பார வண்டிக்கடியில் சிக்கி முழங்காலுக்குக் கீழே எலும்பு முறிந்துவிட்டதாம். வண்டியை நகர்த்தி ஆளை எடுப்பதற் குள் போதும் போதும் என்றாகிவிட்டதாம்! என்ன கொடூரம்! பெரும்பாரம் நெஞ்சில் ஏறிக் கொக்கரிப்பதைப் போன்றிருந்தது அவனுக்கு. கிட்டப்பன் நிலைதள்ளாடித் தடுமாறிக் கொண்டிருந் தான். கண்களில் 'கதகத'வென்று கண்ணீர் பொங்க, பேச மாட்டாது உதடுகள் துடிக்க பரிதாபமாகச் சைக்கிளில் வந்த ஆசாமியையே பார்த்துக்கொண்டு நின்றான். அப்பன் பள்ளத்தில் விழுந்துவிட்டானா? குமரன் அதளபாதாளத்திற்குள்ளல்லவா விழுந்து எழுந்திருக்க வழியின்றித் தேம்பித் தேம்பி அழுகிறான்!

* * * *

ஒண்டிப்புதூர் தர்மர் வைத்தியசாலையில் கட்டிலில் மீது நாச்சப்பன் படுத்துக்கொண்டிருந்தான். அவனுடைய இடது காலில் தொடையிலிருந்து கணுக்கால்வரை பெரிய கட்டு போடப்பட்டிருந்தது. பக்கத்தில் சிறு மணல் மூட்டைகள். பெரிய 'பந்தக்கால்' அளவு இடக்கால் முழுதும் வீங்கி இருந்தது. படுக்கை

யிலிருந்து அசையக்கூட முடியாது. துணைக்குக் கிட்டப்பன் கட்டிலுக்குக் கீழே உட்கார்ந்து கொண்டிருந்தான்.

நாச்சப்பன் இந்தத் தர்மர் வைத்தியசாலைக்கு வந்து ஒரு மாதத்திற்கு மேலாகிறது. அவன் எங்கே வந்தான்? அவனால் வரத்தான் முடியுமா? கருப்பண்ணன் கொண்டு வந்தான். அங்கே வருவதற்கு ஏற்பாடுகளைச் செய்தான். சிங்கநல்லூரிலிருந்து ஒரு மைல் தொலைவில்தான் இருந்தது அந்த வைத்தியசாலை. ஆதலால், காலை, மாலை இருவேளைகளில் அவன் கண்காணிப்பு உண்டு. கண்ணும் கருத்துமாகத்தான் கவனித்துக் கொண்டான் கருப்பண்ணன். ஏக்கத்தில் பையன் உருக்குலைந்து போய்விடப் போகிறானோ என்பதுதான் அவன் கவலை. கருப்பண்ணன் இல்லாவிட்டால் சிறுவன் செத்துச் சுண்ணாம்பாக ஆகி இருப் பான். அதில் ஒன்றும் சந்தேகம் இல்லை!

“இன்னும் எத்தனை நாளாகும் அப்பா கட்டெல்லாம் அவுக்கறதுக்கு?” என்று தொண்டைக்குள்ளிருந்து பேசினான் நாச்சப்பன்.

“ஆகற நாள் ஆகிட்டுப் போவுது. உனக்கென்ன கண்ணா? ராசாவாட்டப் படுத்திரு” என்றான் கண்ணப்பன்.

கிட்டப்பனுக்குக் கூட மேலும் பல மாதங்கள் ஆகும் என்பது தெரியும். அவன் சும்மாவா இருக்கிறான்? மாதக்கணக்கில் வருஷக் கணக்கில் அங்கே படுக்கை போட்டுக் கொண்டிருப்பவர்களோடு தினசரி பேசிக்கொண்டிருக்கிறானே? இளம் எலும்பு கூடுவதற்கே அவசரப்பட்டால் முடியாது. ஐம்பதிற்கும் மேல் எலும்பில் முறிவு என்றால் அதுவும் கீழ்க்கால் எலும்பில் பலத்த அடி என்னும்போது மூணேமுக்கால் நாழிகைக்குள் எந்த மந்திரத்தைச் சொல்லிக் குணப்படுத்துவது?

வைத்தியர் தருமர் ரொம்பக் கெட்டிக்காரர்தான். யாருமே மறுக்க முடியாது. ஒவ்வொரு நோயாளிகளையும் – நோய் எது? எலும்பு, நரம்பில் அடிபட்டவர்களை நேராக அவரே கவனித்தார். பச்சைக் குழந்தைகளிலிருந்து பாட்டி பாட்டன்வரை அங்கே சிகிச்சை பெற வருவார்கள். எல்லாம் தைல முறைதான். அவராகக் கண்டுபிடித்ததல்ல. முன்னோர்கள் கண்டுபிடித்து வழிவழியாக அந்தத் தைலத் தயாரிப்பு முறை ‘குடும்ப ரகசிய’மாகவே இருந்து வருகிறது. எவ்வளவோ பேர் கேட்டார்கள். தர்மர் சொல்ல மறுத்துவிட்டார். ‘சொன்னால் பலிக்காது ஐயா’ என்று சுருக்க மாகக் கூறிவிட்டார். தைலம் தயாரிக்கக் கற்றுக்கொண்டால் மட்டும் போதாது என்பது தனி விஷயம். தர்மரைப் போல் சிறு

வயதிலிருந்தே வைத்தியம் செய்வதைப் பார்த்துப் பார்த்து அது கைவர வேண்டும். தொட்டால் – தொடுவது என்ன – பார்த்தாலே சொல்லி விடுவார். இன்ன இடத்தில் அடிபட்டால் இங்கேதான் இப்படி எலும்பு முறிவு ஏற்பட்டிருக்க வேண்டும் என்பது அவருக்கு அத்துப்படி. தடவுவதும் நீவுவதும் தனிக் கலை. 'ஐயோ' என்று ஒரு கணம் கேட்கும். அடுத்த கணம் சிரிப்புச் சத்தம் கூடவே ஒலிக்கும். வைத்தியருக்குச் சற்றும் ஓழிவு ஓய்ச்சல் கிடையாது. அருகே தோட்டத்தில் அவருடைய பங்களா, நல்ல வசதியான குடும்பம். வருகிறவர்களிடம் நாலு அணா மட்டும் உண்டியலில் போடச் சொல்லுவார். தர்மர் வைத்தியசாலை உண்மையில் தரும வைத்தியசாலைதான்!

சிலர் ஆங்கில வைத்தியத்திற்குப் போட்டி – எதிரி என்று கூறுவார்கள். வைத்தியர் அதை ஏற்றுக்கொள்வதில்லை. பெரிய பெரிய டாக்டர்களிடம், பெரிய பெரிய ஆஸ்பத்திரிகளில் வருஷக்கணக்கில் பார்த்தும் குணம்பெறாத பலர் இவரிடம் குணமடைந்து சென்றார்கள். இன்னும் வெளிநாடுகளிலிருந்து வந்த சில பிரமுகர்களின் தீராத சுளுக்குகளை, முறிவுகளை இவர் ஆச்சர்யப்படத்தக்க விதத்தில் குணப்படுத்திவிட்டார். அவர்கள் தந்த நற்சாட்சிப் பத்திரங்கள் முகப்பில் சுவரில் கண்ணாடி பிரேம் போட்டுத் தொங்கவிடப்பட்டிருந்தது. தமிழ்நாட்டிலிருந்து மட்டும் அல்ல; வடநாட்டிலிருந்தும் பல செல்வர்கள் இவரை நாடி வந்தார்கள். இந்தத் தைலத்தின் மகிமையை உணர்ந்த ஒரு தொழிலதிபர், 'உற்பத்தியை அதிகரித்து பாட்டில்களில் அடைத்து மார்க்கெட்டில் விட்டால் லட்சக்கணக்கில் சம்பாதிக்கலாமே' என்றார். 'எனக்குப் பணம் வேணும்னாத்தானுங்களே அதைப்பத்தி யோசிக்க வேணும்' என்று சொல்லி விட்டார் வைத்தியர்.

நாச்சப்பனுக்கு வைத்தியருடைய கீர்த்தி அத்தனையும் தெரியாது. திருப்பூர் ஆஸ்பத்திரிக்கு திட்டம்பாளையம் மூப்பர்கள் வண்டியில் போட்டுத் தூக்கிக்கொண்டு வந்ததுகூட ஞாபகத்தில் இல்லை. மேடும் பள்ளமும் பாளையும் நிறைந்த வண்டித் தடத்தில்– ஒரு இடத்தில் சக்கரம் இரு பெரிய கற்களுக்கிடையே சிக்கிக் கொண்டது. காளையை அவிழ்த்து விட்டுவிட்டு அருகில் பனை ஏறிக்கொண்டிருந்த நாலைந்து மூப்பர்களை மேட்டுக்கு வண்டிச் சக்கரத்தைத் தூக்கி நிறுத்தக் கூப்பிட்டான். அவர்கள் முன்புறம் பிடித்தார்கள். இவன் பின்புறம் பிடித்தான். வண்டி பாரம் தாங்காமல் குடை கவிழ்ந்துவிட்டது. முன்னால் நின்றவர்கள் விலகிக் கொண்டார்கள். ஆனால், நாச்சப்பன் வண்டிக்கும் கீழே அகப்பட்டுக்கொண்டான். ஆள் மிஞ்சியதே அதிசயம். மூச்சுப் பேச்சில்லை. திருப்பூர் டாக்டர் 'ஊசி' போட்ட பிறகு கண்

விழித்துப் பார்த்தான். டாக்டர் சொன்னார்: "கோவைக்கே கொண்டு போய் விடுங்கள். பெரிய ஆஸ்பத்திரியில்தான் எக்ஸ்ரே எடுத்துப் பார்க்கவேணும். மொக்கை அடி என்று சொல்வதற்கில்லை! எலும்பில் முறிவு ஏற்பட்டிருக்கலாம்..."

டாக்டர் சொன்னது சரிதான். முழங்காலுக்கும் கீழே எலும்பு முறிந்திருந்தது. ரத்தம் உறைந்திருந்தது. மூன்று வாரம் டாக்டர்கள் நன்றாகத்தான் எல்லாம் செய்தார்கள். ஆனால் கடைசியில் அவர்கள் சொன்னதுதான் நாச்சப்பனுக்கு மூர்ச்சை உண்டாக்கி விட்டது. "காலை எடுக்கத்தான் வேணும்."

நாச்சப்பன் கத்தி விட்டான். "நா ரெண்டு காலோடேயே செத்துப் போறேன்" கிட்டப்பன் அலறினான். ஆனால் கருப்பண்ணனோ அப்பன் மகன் இருவரையும் சமாதானம் கூட செய்யாமல் ஆஸ்பத்திரியிலிருந்து ஒண்டிப்புதூர் தர்மர் வைத்தியசாலைக்கே ஒரேயடியாகக் கொண்டுவந்து விட்டான்.

"அட! நல்லானா ஆகுது. இல்லாட்டி அந்த அப்பனுக்குப் பதிலா இந்த அப்பன் இருக்கறதா நெனச்சுக்கப் போ." என்றான்.

அப்போதுதான் நாச்சப்பனுக்கும் உயிர் வந்தது. எப்படியாவது "பையன் நல்லா இருந்தாச் செரிங்கோ" என்பதுதான் அவன் வேண்டுகின்ற வரம்! அந்த வரத்தைக் கருப்பண்ணத் தெய்வம் வலிய முன்வந்து அளித்துவிட்டதே!

நாச்சப்பனுக்கு வைத்தியசாலைக்கு வந்த புதிதில் ஏற்பட்ட பயம் நீங்கிவிட்டது. எத்தனை நாளானாலும் நன்றாகிவிடும் என்ற நம்பிக்கை பிறந்துவிட்டது. முன்னைபோல் கால் 'வணங்காமல்' போனாலும் நடக்கலாம். இன்னொருவர் துணையின்றி 'போக வர' இருக்கலாம். படுக்கையில் விழுந்து பையனுக்குத் தொந்தரவாக, பார்க்கிறவர்களுக்குப் பரிதாபமாக 'நொண்டிச்சீவன்' என்ற பேரைச் சுமந்துகொண்டு மீதி நாட்களைக் கழிக்க வேண்டியதில்லை.

எந்தெந்த ஊர்களிலிருந்தெல்லாம் வந்து சேர்ந்தவர்கள் அங்கு நிறைந்திருந்தார்கள். பெரிய மதில் சுவர். உள்ளே 'வராண்டா'வில் கூட சிலர் கீழே படுக்கை விரித்துப் படுத்திருந்தார்கள். அத்துடன் வெளியிலிருந்து சிகிச்சைக்காக தினசரி பலர் வந்து சென்றார்கள். பத்துப் பதினைந்து தங்கும் அறைகள், உணவு சமைக்கவும் வசதியாக அமைந்திருந்தன. அந்த அறைகளுக்கு மட்டும் சொற்ப வாடகை. பெரும்பாலும் மாதக் கணக்கில் தங்கி இருக்க வேண்டிய வர்களுக்கே அறைகள் தரப்பட்டன. நாச்சப்பனும் அப்படி ஒரு அறையில்தான் கட்டிலின்மீது படுத்துக்கொண்டிருந்தான்.

கிட்டப்பன் சோறு ஆக்கிப் பழக்கப்பட்டவன். ரசம் வைப்பான். தேங்காய் துவையல், எப்போதாவது பொறியல்களும் பண்ணுவான். ஆனால் தந்தைக்கும் மகனுக்கும் 'ருசி'யாகச் சாப் பிட்டுக்கொண்டிருக்க வேணும்' என்கிற நினைப்பே அற்றுவிட்டது. சீக்கிரம் அங்கிருந்து போய்விட வேண்டும். எவ்வளவு சீக்கிரமாகப் போக முடியுமோ அவ்வளவு சீக்கிரமாகக் கிளம்ப வேண்டும். இது அவர்கள் கையில் இல்லையே! வைத்தியராகப் பார்த்துச் சொல்ல வேண்டும். வைத்தியரிடம் சுலபமாகக் கேள்வி கேட்க முடியுமா? அவர்தான் அதிகமாகப் பேசுவதில்லையே? கருப்பண்ணன் கேட்கலாம். அவன் கேட்காமலா இருப்பான்? ஆனால் சதா கருப் பண்ணனை 'நச்சரிச்சு'க் கொண்டிருப்பதும் நன்றாயிராதே!

"என்னண்ணா! நீ சிரிச்ச மொகத்தோடே இருந்தாத்தானே பையனும் செழுசெழுப்பா இருப்பான்!" என்றான் கருப்பண்ணன். அப்போது கிட்டப்பன் குழாயில் தண்ணீர் பிடித்துக் கொண்டுவரச் சென்றிருந்தான்.

"எனக்கென்னப்பா?" நாச்சப்பன் தெம்பாத்தான் பேசினான்.

"அண்ணா! என்னை ஏமாத்தப் பாக்காதே!" சிரித்துக் கொண்டே கருப்பண்ணன் கூறிவிட்டு, "ரண்டு பேரும் இங்கே இருக்கறதாப் போச்சு! ஊரிலே யாராச்சும் பாத்துக்கிட்டா இருக்காங்க?" என்றான். நாச்சப்பனுடைய உள்மனதைத் துருவ முயன்று கொண்டிருந்தான்.

உண்மையில் இந்த ஏழெட்டு நாளாக தன்னுடைய செவலைக் காளை என்னாச்சு என்ற நினைப்புத்தான் அவனை அலட்டிக் கொண்டிருந்தது, சீரழித்தது. 'தீவனம் தண்ணி சரியா வைப்பாங் களா? பாங்கு பணிக்கையாக யார் பாத்துக்குவாங்க' என்ற எண்ணம் அவனை வதைத்த வண்ணம் இருந்தது. முகம் கூட வாடிவிட்டது.

செவலைக் காளைக்கு ஒரு ஆபத்தும் இல்லை. பார வண்டியை மேடேற்றும் முன்பே காளையை அவிழ்த்து கிளுவ மரத்தில் கட்டிவிட்டுத்தானே நாச்சப்பன் துணைக்கு ஆட்களைக் கூப்பிட் டான்? திட்டம்பாளையம் சேமலை மூப்பன் கட்டுத் தரையில் அது சுகமாகக் கொம்பை ஆட்டிக்கொண்டிருந்தது. சேமலை மூப்பன் பண்ணையும் சிறுசுதான். ஆனால் அவனுடைய மனைவி ஊத்துக்குளி டீக்கடைகளுக்குப் பால் ஊற்றி வந்தாள். அதனால் கறவைக்கு எந்த வேளையிலும் அவன் வீட்டில் பஞ்சமில்லை. எருமையும் மாடுகளுமாக ஏழெட்டு உருப்படிகள். பால் வற்றி விட்டால் உடனே பசுவை விற்க மாட்டான். மறுபடியும் கன்று ஈனும்வரை அவனே காப்பாற்றுவான், அத்துடன் அவன் ஒரு சிறு

கருப்பட்டி வியாபாரி. குண்ணத்தூரில் கருப்பட்டி கொள்முதல் செய்வதோடு சரி; வசதியுள்ள மூப்பர்கள் பனைமரம் ஏறப் போவ தில்லை. இருந்தாலும் காசு கொடுத்தாவது பனங்காய் விலைக்கு வாங்கி எப்படியும் பண்டம் பாடிகள் வயிறு ‘கொறயக் கொறய’ப் போட்டுக்கொண்டிருப்பான்.

செவலைக் காளை ரொம்ப உல்லாசமாக ‘ஓடை’த்தட்டாத காளைமாதிரி அங்கே இருப்பதொன்றும் நாச்சப்பனுக்குத் தெரியாது. இன்னொரு சங்கதியும் அவனுக்குத் தெரியாது. அதுதான், காளையையே மூப்பனாருக்கு விற்றுவிட்டால் என்ன என்று கருப்பண்ணன் தீவிரமாக யோசித்துக் கொண்டிருந்தான். ஏனென் றால் முன்னைப்போல இனி வண்டி ஓட்டும் தொழிலை நாச்சப்பன் மேற்கொள்ள முடியாது–உடம்பு வளைந்து கொடுத்தாலும் உள்ளம் வளையாது – அவன் மனதைத் தளர விட்டு விட்டான்! இந்த நிலையில் ஊருக்கு அனுப்புவுது சரியல்ல, பையனை மில்லில் சேர்த்துவிட்டு, ஒரு சின்ன வீடாகப் பார்த்து நாச்சப்பனைச் சிங்கநல்லூரிலேயே குடி அமர்த்துவது எனத் திட்டமிட்டான் கருப்பண்ணன். இதற்காக ஆலோசனை, புனராலோசனை எல்லாம் முன்கூட்டியே செய்ய வேண்டியதில்லை. சொல்கிறபோது சொல்லிக்கொள்ளலாம் என்றிருந்தான் கருப்பண்ணன். அதற்குள் ஐந்தாறு மாதங்கள் ஓடிவிட்டன!

சிங்கநல்லூரிலிருந்து பீளமேடு செல்கிற குறுக்குரோட்டில் வரதராஜபுரம் இருக்கிறது. அங்கே குடியிருப்போர் எல்லோரும் சுற்றுப்புற பஞ்சாலைகளில் வேலை செய்கின்றவர்கள். மில்லுக்குச் செல்லாதவர்கள் டீக்கடை, சில்லரைக்கடை, வெற்றிலைபாக்கு, சைக்கிள்கடை வைத்திருந்தார்கள். இரண்டொரு ‘லாண்டரி’களும், சிகை அலங்காரச் சாலையும் அங்குண்டு.

ஒவ்வொரு பஞ்சாலைக்கும் வாரத்தில் ஒருநாள் விடுமுறை. மற்ற காரியாலயங்கள், சர்க்கார் ஆபீசுகள் ஞாயிற்றுக்கிழமையை விடுமுறை நாளாக ஆக்கி இருப்பதுபோல், விடுமுறை நாளாக்கி விட்டுவிட்டால் பஸ்ஸுகளும் சினிமாக் கொட்டகைகளும், பிரியாணிக் கடைகளும் இடம் கொள்ளுமா?

இரவு எட்டு மணிக்குமேல், ‘நைட் ஷிப்ட்டு’க்குப் போகிறவர் களைத் தவிர கும்பலாகக் கூடியிருந்தால் ஏதோ கூட்டம் நடை பெறுகிறது என்று கண்டுகொள்ளலாம். எல்லாக் கட்சிக் கூட்டங் களும் வரதராஜபுரத்தில் நடைபெறும். அது மில் ஏரியா! தொழிலாளர்களைத் தத்தம் கட்சிக்கு இழுப்பதே தொழிற்சங்கக் காரர்களின் குறிக்கோள்.

தனம் மில்லுக்கு எதிரே ஒரு சின்ன அறைக்குப் பக்கத்தில் சர்வ கட்சிக்காரர்களின் கொடிகளும் பறந்து கொண்டிருந்தன. சைக்கிள்களில் கொடிகளை மாட்டி இருந்தார்கள். அருகே மைதானம். அங்கே மூங்கில்களின் உச்சியிலும் கொடிகள் பறந்து கொண்டிருந்தன. வாஸ்தவத்தில் மூங்கில் கொடிகள்தான் காற்றில் பறந்தன!

அறைச்சுவரில் அமரர் தொழிலாளர் தலைவர் என்.ஜி.ராமசாமியின் படம், இருபுறமும் பாரதியார், திரு.வி.க.வின் போட்டோக்கள். மலர் மாலைகள், சாம்பிராணிப் புகை, ஊது வத்தியின் மணம். ஒரு தட்டத்தில் மிட்டாய்கள். சிறுவர்கள் மிட்டாய் பெறுவதை எதிர்பார்த்து சப்தமிடுவதையும் நிறுத்திக் காத்திருந்தார்கள்.

என்.ஜி.ஆர். என்று நெஞ்சம் கனியப் போற்றப்படும் அன்புத் தலைவரின் நினைவுநாள். எதை மறந்தாலும் நினைவுநாள் விழா நடத்துவதை 'சங்கத்துக்காரர்கள்' மறக்க மாட்டார்கள். கொடுமையை எதிர்த்த முதற் கட்டிளம் காளை. ஆணவத் தீயை அணைக்க முயன்று அதிலேயே தன்னை அர்ப்பணித்துக் கொண்ட இளஞ் சிங்கம். களத்திலே ஆதியிலே தன் இரத்தத்தைச் சிந்திய தமிழ் மகன்.

கட்சித் தலைவர்கள் வந்தாயிற்று. இனிக் கனல் மழை பொழியும்; உரிமைக்குரல் சிந்து பாடும். ஒற்றுமை ஆலவட்டம் வீசும்.

தூரத்தில் இமை கொட்டாமல் பார்த்துக்கொண்டிருந்த கிட்டப்பனுக்கு அது ஓர் ஆச்சர்யம்! பேராச்சர்யம்!

3

அவன் மில்லில் வேலைக்குச் சேர்ந்து மாதம் ஒன்றுதான் ஆகிறது. விசைத்தறிகள் 'டபடப'வென்று பலத்த சத்தத்துடன் ஓடுவதைக் கண்டதும், 'அங்கிருந்து ஓடிவிடலாமா' என்று நினைத்தான். ஆனால் மேஸ்திரி கருப்பண்ணன் தலைமாட்டில் தோள் மேலே கைபோட்டு நின்றுகொண்டிருப்பது அவன் ஓட்டத்தைத் தடுத்து நிறுத்தியது. நூல் தீர்ந்ததும் விழும் சிறு தார்க்குச்சிகளைக் கூடைகளில் போட்டு நிரப்பி இன்னொரு பகுதிக்கு அவன் எடுத்துச்செல்ல வேண்டும். 'அரியா' எடுக்கும் பையன். "நான்கூட 'பாபின்'களைப் பொறுக்கிப்போடும் வேலையில்தான் முதலில் சேர்ந்தேன். ஆனால் அது பெரிய குச்சிகள்! அப்போதே நான் பெரிய ஆள்ப்பா!" என்றான் கருப்பண்ணன். பெரிய ஆளின் பேச்சு இந்தச் சிறிய ஆளின் காதில் விழவே இல்லை. தறிகள்தான் அடிமுழக்கம் செய்துகொண்டிருக்கின்றனவே!

கருப்பண்ணனோடு முன்னர் இரண்டொரு கூட்டங்களுக்குச் சென்றிருக்கிறான். கரும்புக்கடை மைதானத்திலும், காவேரி மில்லுக்கு எதிரிலும், சந்தைப்பேட்டை மைதானத்திலும் நடைபெற்ற அந்தக் கூட்டங்களுக்கு ஒருவர்தான் தலைமை வகித்தார். அவர் ஆஜானுபாகு, கையில் கைத்தடி. 'கல்யாணமே செய்துக்கலை அப்பா அவர்' என்று பக்கத்தில் இருவர் பேசிக் கொண்டார்கள். 'அவர் ஏன் செய்துகொள்ளவில்லை? யாரும் பெண் கொடுக்கவில்லையா?' என்று தனக்குள் நினைத்தான் கிட்டப்பன். கருப்பண்ணனிடம் விசாரிக்க வேண்டும் என்ற விருப்பம்; ஆனால் என்னவாவது எண்ணிக்கொள்வாரோ என்று மௌனமாக இருந்து கொண்டான்.

"அவருதான் எங்க சங்கத்தலைவர்" என்று கருப்பண்ணன் சொன்னான். கிட்டப்பனுக்கு ஒரே குழப்பமாக இருந்தது. வேறு

நற்றிணை பதிப்பகம் ✱ 25

இரண்டொரு இடங்களில், 'தலைவர் பேசுகிறார்' என்றார்கள். அந்தக் கூட்டங்களில் கழுத்தில் மாலை அணிந்துகொண்டு பேசியவர் 'யாரோ?' 'தலைவர்' என்றால் ஒரே தலைவர்தானே என்று நினைத்திருந்தான். கடவுளில்கூட பல கடவுள்கள் இருக்கி றார்கள்! தலைவர்களும் 'பலப்பலர்' என்பது அவனுக்குத் தெரியாது!

"நீ எந்தச் சங்கம்?" என்று கூட வேலைசெய்கிற பையன் சென்ற வாரம் கேட்டான்.

"எந்தச் சங்கமா?" திருப்பிக் கேட்டான் கிட்டப்பன்.

முதலில் கேள்வி கேட்ட பையன் சற்று பெரியவன். அவன் சிரித்துக்கொண்டே இவன் முகத்தைப் பார்த்தான்

"நான் ஒரு சங்கமும் இல்லை!" அந்தப் பெரிய பையன் 'கடகட' வென்று சிரித்துவிட்டான்.

கிட்டப்பன் பஞ்சாலைக்குள் இப்போதுதான் நுழைந்திருக் கிறான். பஞ்சாலைத் தொழிலாளர் சங்கங்களின் விவகாரங்கள் அவனுக்கு அதற்குள் தெரிந்துவிடுமா? தவிர வயதும் போதாது! அந்த வயதுக்கு மற்ற பையன்களுக்கு இருக்கிற 'சூட்டிப்பை' விட அதிகச் சூட்டிப்புள்ளவன்தான். துடிப்பு நிறைந்தவன். சொல்லா விட்டாலும் சுயமாகவே கண்டறியும் சக்தி படைத்தவன். ஆனால் இதெல்லாம் எந்த மூலைக்கு? கொடிகளிலிருந்து கட்சிகளை அறிய வேண்டும். அவற்றில் அகில இந்திய ரீதியில் அமைந்த கட்சிகளும் இயங்குகின்றன. கடும் போட்டி. சம்பளத் தேதியில் நின்றுகொண்டு சந்தா வசூலிப்பில் மும்முரமாக அவை ஈடுபட்டிருக்கும்போது, அந்தக் கடுமை உச்சக்கட்டத்தை அடையும். கிட்டப்பன் இதுவரை இரண்டு சம்பளங்கள் வாங்கியாகிவிட்டது. வெளியே பணத்துடன் வரும்போதுதான் மனது எப்படி அடித்துக் கொண்டது? சேர்ந்தாற் போல் நாற்பது ஐம்பது ரூபாய்களை அவன் பிறந்தது முதல் கண்டதே இல்லை! வாடகை வண்டி ஓட்டிக்கொண்டிருந்த தன் தகப்பனார்கூட இத்தனை பணத்தை 'ஒருமிக்க' கண்டிருக்க முடியாது என்பதை எண்ணுகையில் அவன் கருப்பண்ணனை மனமார வாழ்த்திக் கொண்டான். சம்பளம் வாங்கிய இரவு அப்பனுக்கும் மகனுக்கும் அதே பேச்சுதான். விடிய விடிய கருப்பண்ணன் தங்களுக்குச் செய்து பேருபகாரத்தை நினைத்தார்கள்.

"ஆதலால் தொழிலாளத் தோழர்களே!" என்ற இடிக் குரல் கிட்டப்பனை நிமிர்ந்து நிற்கச் செய்தது. கருப்பண்ணன் பக்கத்தில் இருக்கிறானா எனப் பார்த்துக்கொண்டான். கிட்டப்பன் கிட்டத்

தில்தான் அவன் இருந்தான். பேச்சாளரின் பேச்சுக்களில் மூழ்கி நீந்திக் கொண்டிருக்கிறான் என்பது பாவம் அந்தச் சிறுவனுக்குத் தெரியாது.

சிம்ம கர்ஜனை மீண்டும் அனைவரையும் அதிரச் செய்தது "நாம் என்.ஜி.ஆர். வழிச்சென்று ரத்தம் சிந்த வேண்டும்!" மறுகணம் விண்ணதிரக் கையொலி! 'எதற்காகக் கைதட்டுகிறார்கள்? அவர் சொன்னாரே - ரத்தம் சிந்த வேண்டும் என்று! எதற்காக ரத்தம் சிந்த வேண்டும்? என்.ஜி.ஆர். சென்ற வழி எது?' பையனுக்கு ஒன்றும் விளங்கவில்லை. இன்னொரு சொற்பெருக்காளர் ஆரம்பித்து மீண்டும் பலமாக கைதட்டு எழுந்தபோதுதான் அவன் நல்லுணர்வு பெற்றான். அவர் சொன்னார், "உயிரைக்கொடுத்தும் 'பிரச்சனை' களை நிலைநாட்டுவோம் என்.ஜி.ஆர். போல!"

அதுவும் அவனுக்கு விளங்கவில்லை. நாட்டப்பட வேண்டிய 'பிரச்சனை'கள் எதைப் பற்றியும் அவன் கேள்விப்பட்டதில்லை. ஆனால் 'பிரச்சனை'களை விண்டு காட்டிய அந்த ஊசி மீசைத் தலைவரை நேற்றுகூட அவன் சந்திருத்திருந்தான். கருப்பண்ணன் தான் கூட்டிக்கொண்டு போயிருந்தான். எங்கே போனாலும் அவன் கிட்டப்பனையும் அழைத்துச் செல்வான்.

முதலில் கோவைக்குப் போனார்கள். ஒரு பெரிய பிரியாணி ஓட்டலுக்குள் பையனை இட்டுச் சென்றபோது - அப்பேர்ப்பட்ட ஓட்டலை அதற்குமுன் அவன் கண்டதே இல்லை. தாராபுரம். காங்கயத்தில் சின்னச் சின்ன பிரியாணிக் கடைகள் இருக்கின்றன. பூ? இதைப் பார்த்துவிட்டு அவற்றை ஒப்பிட்டு நோக்கினால் - யானைக்கும் பூனைக்குமுள்ள வித்தியாசமாகப் பட்டது கிட்டப்பனுக்கு

"என்ன தின்கிறாய்?" என்று கேட்டுக்கொண்டே இருவருக்கும் 'ஏதேதோ' கொண்டுவரச் சொல்லி, மேலும்மேலும் மீனும், ஆம்லெட்டும், கொத்துக்கறியும் கொண்டுவருமாறு சப்ளையரிடம் கட்டளையிட்டுக் கொண்டிருந்தான் கருப்பண்ணன். வயிறு நிறைந்து விட்டது. தண்ணீர் – தண்ணீர் அல்ல! 'ஜிலு ஜிலு' 'ஐஸ் வாட்டர்' சவாரிக்காளை வீடடைந்ததும் ஒரு 'தாளி' தண்ணீர் குடிப்பதைப் போல் குடித்துத் தள்ளினான். இனி நடப்பதே சிரமம்! அந்த 'குஷன் சேர்' ஒன்றில் படுத்துக்கொண்டால் நன்றாகத் தூங்கலாம்போல் இருந்தது அவனுக்கு!

"பார்சல்" என்றான் சப்ளையரிடம் கருப்பண்ணன்.

 நற்றிணை பதிப்பகம் ★ 27

பார்சலா? கிட்டப்பன் கேட்டிராத வார்த்தை அது.

ஒரு பெரிய பை நிறைய பிரியாணி, கறி வகையறாக்கள் வாங்கிக் கொண்டான். "ஒரு பிளேட்" தனியாகக் கட்டு!" என்றான் கருப் பண்ணன்.

சிரித்துக்கொண்டே கிட்டப்பன் புறம் திரும்பி, "இது யாருக்குச் சொல்லு பார்க்கலாம்" என்றான்.

சாப்பிடும்போது தன்னுடைய அப்பனைப் பற்றி நினைத்தான். பிறகு மறுநாளே தானே தனியாக வந்து வாங்கிக்கொண்டு போய்க் கொடுக்கலாம் என்று எண்ணிக்கொண்டான். அவன் அப்பன்தான் ஆயுசில் இத்தனை ருசியாக எங்கே தின்றிருக்கப் போகிறான்?

'பார்சலை' கையில் எடுத்துக் கொண்ட கிட்டப்பன் நேராக சிங்கநல்லூர் பஞ்சாலைச் சங்கத்திற்கே வந்து சேருவோம் என்று நினைக்கவில்லை. 'ஒரு பிளேட் தன் தகப்பனுக்கு. மற்றதெல்லாம் கருப்பண்ணனுக்கு வேண்டிய யாருக்காவது இருக்கலாம்' என்பது அவனுடைய ஊகம்!

"இதுதானப்பா எங்க சங்கம்"

"அண்ணைக்குக் கூட காட்டீனீங்களே" என்றான் கிட்டப்பன்.

மாடியில் பாய் விரித்து கடிதங்களும் 'பைல்'களும் சூழ அவர்கள் இருவரும் வீற்றிருந்தார்கள். பகல் ஒரு மணிக்கு மேலிருக்கும்.

"என்னப்பா இத்தனை நேரம் பண்ணீட்டே" என்றார் காரியதரிசி.

கருப்பண்ணன் அடக்கமாகப் பதில் சொன்னான். "சரி, சரி, பிரித்து வை. தயிர் எங்கே? ஓகோ! இங்கே தயிர் கொண்டுவந்து வச்சிருப்பாங்களா? கூசாவில் தண்ணி இருக்குதில்லையா? டம்ளர்களை எடு. யார் இந்தப் பையன்! அட, ராத்திரி சொன் னாயே, சொந்தக்காரப் பையனா?" என்று மூச்சுவிடாமல் பேசிக் கொண்டு, பிரியாணியை, 'ஒரு கை' பார்க்க ஆரம்பித்தார் அவர். தலைவரும் சளைக்கவில்லை!

கிட்டப்பனுக்கு அன்றைய தினம் ஏற்பட்ட சந்தேகம், பெரிய சந்தேகம். காலப்போக்கில்தான் விளங்கலாயிற்று. என்னதான் தொழிலாளர்களுக்காக 'உயிரை'க் கொடுத்துப் பாடுபட்டாலும் 'இப்படி வாயார'த் தின்பதைப் பார்த்தால் சகிக்காதாம்! வெளியே சொல்வார்களா? 'நம்ம பணம் அல்லவா கோலா உருண்டை

யாகவும், ஈரல் வறுவலாகவும் வடிவெடுக்கிறது!' என்ற கிலேசம் உண்டாகுமாம்! தலைவருக்கும் காரியதரிசிக்கும் அது சொந்த ஊர் அல்ல. வீடு அங்கில்லை. அப்படி வீடே இருந்தாலும் சாப்பாட்டுக்கெல்லாம் போய்க்கொண்டிருந்தால் 'பிரச்சனை'கள் அவசரமாக உடனடியாகக் கவனிக்கப்பட வேண்டிய 'பிரச்சனை'கள் என்ன ஆவது? காரியதரிசி ஒருநாள் சொல்லிக் கொண்டிருந்தாராம். அவர் சென்னை சென்றுவிட்டுத் திரும்பி தம் சொந்த ஊர் அவினாசிக்கு வரும்போது திருப்பூரிலேயே இறங்கிக் கொள்வாராம். மனைவி மக்களுக்கு பழங்கள் அது இது என்று என்னத்தையாவது வாங்கிவர மாட்டாரா? கோவை, சிங்கநல்லூருக்கே வந்துவிட்டுப் பிறகு ஊர் செல்லலாம் என்றால் – கையிலிருக்கும் பண்டங்கள் தொழிலாளர் கண்களைக் குத்துமாம்! 'இத்தனை சாமான் வாங்க அவருக்கு அத்தனை பணம் ஏது?

ஒருவிதத்தில் அப்படி 'மனப்பான்மை' வளர, வளர்க்க இந்தத் தலைவர்கள்தான் காரணம்.

இதோ...

"முதலாளி நம்முடைய முதல் எதிரி!" என்று முழக்கினார் மூன்றாவது பிரசங்கி.

கிட்டப்பன் வியப்பில் ஆழ்ந்தான்! அவன் வேலை செய்கின்ற மில் முதலாளி தினசரி காலை நேரத்தில் மில்லுக்கு வருவார். மாலையில் வருவதில்லை. ஆனாலும் வாரத்தில் நாலைந்து தடவையாவது காரிலிருந்து இறங்கி 'ஏஜெண்டு' ஆபிசிற்குள் செல்லும் அவரை அவன் கண்டுகொண்டுதான் இருந்தான். வெளி 'கேட்' திறக்கும் துரித ஓசையிலே, அந்தக் கணம் மின்னி மறையும் பரபரப்பில் – முதலாளி வந்தாச்சு!' என்று அவருடைய காரைப் பார்க்காமலே கூறும் அளவுக்கு அனுபவம் கைகூடி இருந்தது. 'பளபள'ப்பான அந்த சொகுசு காரும், வெள்ளை வெளேரென்ற ஷர்ட்டும், கோட்டும், சூட்டும் அவர் 'பெரிய மனிதர்' என்கின்ற எண்ணத்தை அவனுள் ஏற்படுத்தி இருந்தது. அவர் திரும்பிப் பார்ப்பதில்லை. யாருடனும் பேசுவதில்லை. அறைக்குள் போய்ப் பேசுவார்! 'பேசா மடந்தை'யா என்ன? ஆனால் அந்த மனிதரை – மில் முதலாளியை 'எதிரி' என்று சொல்கிறார்களே – அவருக்கும் நமக்கும் என்ன விரோதம்? அவர் முதலாளி! உலகத்து முதலாளிகள் அனைவருமே வேலை செய்கிறவர்களுக்கு எதிராளிகளா?

 நற்றிணை பதிப்பகம் ✶ 29

“ஆகவே என்.ஜி.ஆர். வகுத்த வழியில் முதலாளிகளை ஒழிப்போம்!”

‘இப்படியே சத்தம் போட்டுக்கொண்டிருந்தால் இந்தப் பிரசங்கியின் தொண்டை ஒழிந்து போகும்! கிழிந்து போகும்!’ என்று எண்ணினான் கிட்டப்பன். அவனையறியாமல் சிரித்து விட்டான்.

“என்னடா தம்பி சிரிக்கறே?” என்றான் கருப்பண்ணன்.

கிட்டப்பனுக்கு ‘சட்’டென்று என்ன பதில் சொல்வதென்று தெரியவில்லை. நிமிர்ந்து பார்த்தான். கருப்பண்ணன் பிரசங்கியார் ‘வழி’யைப் பின்தொடர்ந்து தன்னை மறந்திருந்தான்!

கண்ணைக் கட்டிக் காட்டில் விட்டாற்போலிருந்தது நாச்சப்பனுக்கு. அனேகமாகக் கட்டிப் போட்டிருப்பதாகவே அவன் கருதினான். அந்தத் தருமர் வைத்தியசாலையில் ‘கால்கட்டு’ எடுபடாதிருந்த நிலையில் எலும்பு முறிவு இனிக் கூடுமா கூடாதா என்ற வேதனை நினைவுகளில் கூட அவன் அவ்வளவு தூரம் ‘வெக்கி வெதும்ப’வில்லை. இப்போது சுகமாக– மற்றவர்கள் பார்வைக்கு அது சுகம்தான் – சாய்வு நாற்காலியில் படுத்துக் கொண்டே அந்தச் சின்னஞ்சிறு வீட்டில் காவேரி மில்லுக்கு எதிரில் வேளா வேளைக்கு உணவு உண்டுகொண்டு, முன்னைப்போல் ‘விடிந்துபொழுது சாயும்வரை’ ஒற்றை மாட்டு வண்டியை ஓட்டுகின்ற ‘சள்ளை’ இல்லாதிருந்தும்–ஏனோ அவனுக்குச் சிங்கநல்லூர் வாழ்வில் ஒரு பிடிப்பு ஏற்படவில்லை. கீரனூர் எங்கே? சிங்கநல்லூர் எங்கே? ‘என்ன நாச்சப்பா இது சரிதானா? இவ்வளவு தூரம் உன்னால் எப்படி மாற முடிந்தது?’ என்று ஒரு சிறுகுரல் ஒலிக்கும்.

இன்னொரு குரல் கூறும். ‘சரிதான் போ? கீரனூர் குட்டிச் சுவர்களைப பார்ப்பதில்தான் உனக்கு இஷ்டம்! இங்கே உயரும் கட்டிடங்களைப் பாரப்பா!’

மற்றொரு குரல் சொல்லும்: ‘பகலுக்கும் இரவுக்கும் இங்கே வித்தியாசத்தைப் பார்க்க முடிகிறதா? கண்ணைக் கூசும் வெண்ணிற விளக்குகள். ஆலைகளுக்குள்ளும் வீதியிலும் எவ்வளவு ஒளியைத் தெளிக்கிறது பார்! நீயும்தான் இந்தப் பால் வெள்ளத்தில் குளித்து விளையாடுவதுதானே?’

‘நானா? விளையாடுவதா? நல்ல கூத்து! ஆண்டவன் அதற் காகத்தான் முன்கூட்டியே என் காலை முறித்துவிட்டான் போலும்!’

என்ற ஏக்கமும் தொடரத்தான் செய்தது. ஆனால் ஏக்கத்தைக் கருப்பண்ணனுடைய கருணை வென்றுவிடும்!

'அவன் மாத்திரம் இல்லாமல் இருந்தால்?' மேலே சிந்திக்கவே மனம் மறுத்தது.

கருப்பண்ணன் எல்லோருக்கும் நல்லவனாகத்தான் இருக் கிறான். சொந்த ஊராச்சே என்று பார்த்துக்கொண்டு அங்கேயே விழுந்து கிடந்தால் நாச்சப்பன்தான் இன்று எதற்காக அவனை நெஞ்சுக்குள்ளே வாழ்த்திக்கொண்டிருக்கிறான்?

எதிர்வீடும் சிறு வீடும்தான். அங்கே ஒரு மலையாளத்து மங்கை வசிக்கிறாள். மங்கைப் பருவத்தை அவள் தாண்டி பல வருஷங்கள் ஆகியிருக்கும். இருப்பினும் சிறு பெண்ணைப்போல் சிங்காரித்துக் கொள்கிறாள். அவளும் மில்லில்தான் வேலை செய்கிறாள். எங்கோ உறவினர் வீட்டு விசேஷத்திற்கு கோவிலுக்குப் போவதைப் போல மகிழ்ச்சியோடு செய்கிறாள். திரும்பும் போதும் அப்படித்தான் மற்ற பெண்கள் தலைமுடியில் பஞ்சு, தூசு, துப்பை இருக்கலாம். மலையாளப் பெண்ணின் முடி அப்போதுதான் வாரிவிட்டதுபோல் சுத்தமாக இருக்கும். மில்லுக்குள்ளேயே கண்ணாடி வைத்திருக்கிறாளோ? அல்லது 'டிரஸ்' கலைந்ததை ஒழுங்குபடுத்திக்கொண்டு வந்துவிடுகிறாளோ?

நாச்சப்பனோடு பேச்சுக் கொடுப்பாள். சமையலுக்கு ஒரு சிறுமி இருந்தாள் – நாச்சப்பன் வீட்டில்தான். கருப்பண்ணன் ஏற்பாடுதான் அது. பையனும் மில்லுக்குப் போய்விடுகிறான். இந்த வயசில், அதுவும் காலில் அடிபட்ட பிறகு தாராளமாக நாச்சப் பனால் இயங்க முடியுமா? அந்த வேலைக்காரப் பெண்ணுக்கு அவ்வப்போது சமையல் கலையின் சூட்சுமத்தை கற்றுக் கொடுப்பான்.

அந்த மலையாள மங்கையோடு, நான்கு பேர் அந்த வீட்டில் குடியிருந்தார்கள். வீட்டுக்காரி அப்பெண்மணிதான். ஆனால் அவளுடைய வீட்டுக்காரரை நாச்சப்பனால் கண்டுகொள்ளவே முடியவில்லை. ஒருவனை 'மச்சான்' என்கிறாள். இன்னொருவனை 'அத்தான்' என்கிறாள். 'மாமா' என்று வரிசை வைக்காமல் அவள் அழைப்பதே இல்லை. கதவு சாத்தி இருக்கிறது. திறந்திருக்கிறது. ஒருக்கழித்துக் கிடக்கிறது. சிலவேளை அவளும் தூங்கி எழுந்து வரும்போது கூடவே இருவர் வருகிறார்கள். உட்காருகிறார்கள். சிரிக்கிறார்கள். அவர்களும் அங்குள்ள பஞ்சாலைகளில் வேலை

பார்க்கிறவர்கள்தான். 'என்னடா கூத்து!' என்று அதிசயிப்பான் நாச்சப்பன்.

'நாலு பேரும் புருசன் மாதிரியே ஒவ்வொருத்தரோடும் விளை யாடராளே!' என்று அவனுக்கு விசித்திரமா இருக்கும். நாலென்ன? இன்னொருவரையும் சேர்த்துக் கொள்ளட்டுமே! பாஞ்சாலிக்கு கணவர் ஐவர் இல்லியா!

பக்கத்து வீட்டில் ஒரு கவுண்டச்சி! எங்கிருந்தாலும் 'கவுண டச்சி'யை இனம் கண்டுகொள்ளலாம். தானுண்டு தன் பாடு பரப் புண்டு, பிள்ளைகுட்டிகள், கணவன்–சிலவேளை சில்லரைச் சண்டை களும் போடுவதும் உண்டுதான். ஆனால், அதெல்லாம் கிராமத்தில் இருக்கும்போது, பஞ்சாலையில் சேர வந்துவிட்டால் சச்சரவெல் லாம் பிறகு முதலாளியோடுதான்.

சுற்றிலும் உள்ள குடும்பங்கள், அவர்கள் எங்கிருந்தெல்லாம் சேர்ந்திருக்கிறார்கள் என்று கணக்கு எடுப்பதுதான் ஒழிந்த வேளை களில் நாச்சப்பனுக்குத் தொழில்! அவனுக்கு எல்லா வேளைகளும் ஒழிந்த வேளைதான்! வெற்றிலைபாக்குக் கடையில், டீக்கடையில் உட்கார்ந்துகொண்டால்–அவன் கேட்காவிட்டாலும் 'ஒழிந்த வேளை'களில் அவர்கள் பிறருடைய சுயசரிதங்களைக் கூறி விடுகிறார்கள்!

'இங்க முக்கால்வாசிப் பேருக நாய்க்கமார்களாக இருக்காங்களே' என்று கருப்பண்ணனிடம் ஒருநாள் விசாரித்தான் நாச்சப்பன்.

"ஆமாண்ணா."

"அதேனப்பா அப்படி?"

"அண்ணா! மொதல்லே நாயுடுகதான் மில்லுகளைக் கட்டி னாங்க. வேலைக்கு வேறே யாரையும் வெச்சுக்க மாட்டாங்கன்னு கெடையாது: தாயி புள்ளைகளை சொந்தக்காரர்களை ஆதரிக் காமயா இன்னொருத்தரை ஆதரிப்பாங்க?"

"அத்தனை மில்லும் நாயக்கமார் மில்லுகதானாப்பா."

"எண்ணா உங்கிட்டே பொழுதோட வளப் பொகையிலே நித்தம் வாங்கிப்போடற செட்டியாரு அவுங்க சாதிக்காரரு கட்டி வெச்சிருக்கிற செட்டியார் மில்லுக்குத்தான் போனார். மொதலிமார் மில்லு ஒண்ணு இருக்குது. கவுண்டர் மில்கூட இருக்குதண்ணே! ஆனா நீ சொல்லுவியே பேச்சுக்கு ஒழுங்கா– முக்காலே மூணுவீசம் மில்லுக நாயக்கமாருக கைக்குள்ளேதான் இருக்குது!" என்று

கருப்பண்ணன் கூறிவிட்டு இன்னும் 'விவரம்' தேவையோ என நாச்சப்பனுடைய முகத்தைப் பார்த்தான்.

வேப்பங்காற்று இதமாக வீசிக்கொண்டிருந்தது.

கிட்டப்பன் இன்னும் வரவில்லை. "ஆச்சு, மூணே முக்கால் சங்கு ஊதிருவாங்க" என்றான் கருப்பண்ணன். அவன் சொல்லச் சொல்ல சங்கின் ஒலி கேட்டது. அந்தப் பயங்கர ஒலி – அதில் என்ன பயங்கரம் இருக்கிறது? – அருகே இருந்தால் காதைத் துளைக்கிற மாதிரி சப்திக்கும்.

"இது ஒரு நாராசமப்பா?" என்றான் நாச்சப்பன். பக்கத்து மில்லிருந்து இன்னொரு சங்கின் அலறல்!

கருப்பண்ணனுக்குச் சிரிப்பு வந்தது. 'கேட்டுக்கேட்டுப் பழகிட்டா அப்புறம் ஒண்ணும் சொல்லமாட்டே! என்னா, அப்படித்தானே?" என்றான். அவனுக்குப் பகல் லீவு! 'நைட் ஷிப்ட்' அல்லவா? ஆயிரம் பேருக்கும் அதிகமாக வேலை செய்கிறார்கள்.

4

நாச்சப்பன் தான் மனதில் நினைத்துக் கொண்டிருப்பதைத் தன் மகனிடம்கூட சொல்லவில்லை. சங்கொலியைப் பற்றித்தான். அதென்னவோ அவன் காதுகளுக்கு இழவு வீட்டில் ஒலிக்கும் பறை ஒலியாகவே பட்டு வந்தது. சங்குச் சத்தம் கேட்டவுடன் சிட்டாய்ப் பறக்கும் ஆண்களும் பெண்களும், உள்ளேயிருந்து 'திமுதிமு'வென்று வருகிற கூட்டமும், காபி - டீக்கடையில் பொங்கி வழிகிற நெரிசல் களும் அவனுக்குச் சுத்தமாகப் பிடிப்பதில்லை. வீட்டுத் திண்ணையில் உட்கார்ந்திருந்தால் – சாலையில் போவோர் வருவோர் காட்சிகள் நன்கு தெரியும். அந்தச் சமயங்களில் நாச்சப்பன் கண்களை மூடிக் கொள்வான். வேப்ப மரமும் காற்றும் மட்டும் துணைக்கு இல்லாமல் இருந்திருந்தால் பக்கத்துத் தோட்டத்திற்குள் ஓடி எங்காவது மர நிழலில் உட்கார்ந்து கொள்வான். அவன் போக்கே அலாதியானது.

"எங்கேப்பா பையனை இன்னம் காணமே?" என்றான் நாச்சப்பன்.

கருப்பண்ணன் பீடியைப் பற்ற வைத்துக் கொண்டே "அவன் என்ன அண்ணா சின்னப் பையனா? கொளந்தப் பையன் அல்லவே? வளந்துகிட்டே வர்ரான் பாரு. அவனுக்கும் கூட்டாளிக, வேடிக்கைப் பேச்சுக, 'பிரச்சனை'கள் இருக்குமே?" என்றான்.

நாச்சப்பனுக்கு வந்த நாளிலிருந்து எல்லோருடைய வாயிலும் அடிபடுகிற அந்த 'பிரச்சனை' என்ற சொல்லுக்கே அர்த்தமே விளங்கவில்லை. 'எல்லோரும் பிரச்சனை'க்காரர்களாகவே இருக் கிறார்கள்? ஏன் பையன்கூட அடிக்கடி – பாட்டுப் பாடுவது போல ஐந்தாறு வார்த்தைகளைச் சொல்கிறானே? போராட்டம்! கதவடைப்பு! உள்ளிருந்தே வேலை நிறுத்தம்! இதெல்லாம் என்ன?' என்று நாச்சப்பன் தனக்குள் கேட்டுக்கொள்வான்.

* * * *

கூத்தாண்டைப் பண்டிகை சிங்கநல்லூரோடு கொடிபோன்று ஒட்டிக்கொண்டே பிறந்திருக்கும் என்றே தோன்றுகிறது. வேறு எந்த ஊரிலும் கூத்தாண்டைப் பண்டிகை என்பதாக ஒன்று இருக்குதா இல்லையா என்பது தெரியவில்லை! அரவான் பண்டிகை தான் கூத்தாண்டை. அந்த அரவான் பாரதப் போர்க்களத்தில் வருகிறானே அவனேதான். பிற்காலத்தில் தனக்கு இந்தமாதிரி 'விழா' எடுப்பார்களா என்பது அம்மாவீரனுக்குக்கூட அன்று தெரிந்திருக்காது.

பொங்கல் தமிழர் வாழ்வில் இரண்டறக் கலந்த பண்டிகை. தீபாவளி 'கலப்படம்' என்றாலும் வாணவேடிக்கையை எங்கும் காணலாமே! ஆனால் சிங்கநல்லூர்வாசிகளுக்கு 'கூத்தாண்டி'தான் கொள்ளை இன்பம் கொட்டுவது! ஆனந்தம் சொரிவது! அமுதை நிரப்புவது! ஆம், பண்டிகைக்கு ஒரு மாதம் இரண்டு மாதத்திற்கு முன்பே கூத்தாண்டி அங்குள்ளவர்களின் மனசில் 'கூத்தாடி'க் கொண்டிருக்கும்!

ஆலை முதலாளிகளும் அந்தப் பண்டிகைக்கு அத்தனை முக்கியத்துவம் கொடுத்து வந்தார்கள். போனஸ் 'பிரச்சனை'களில் பேச்சுவார்த்தை முறிவுகளில் தீபாவளி, பொங்கல் 'அட்வான்சு'கள் கூட தாமதம் ஆகிவிடுவதுண்டு. ஆனால் கூத்தாண்டிக்கு அட்வான்சை மில் அதிபர்கள் முன்கூட்டியே தந்துவிடுவார்கள்.

ஒவ்வொரு வீட்டிலிருந்தும் சுற்றத்தார்களுக்கும் நண்பர்களுக்கும் அழைப்புகள் ஒரு வாரத்திற்கு முன்பே துரிதமாகச் சென்றுவிடும். விருந்துகள் என்ன! வேடிக்கைகள் என்ன! இதே பேச்சுத்தான் எங்கும்.

புலிவேஷம், கரகம், பொம்மலாட்டம், ராட்டினத் தூரிகளின் ஒலி எல்லாமாகச் சேர்ந்து – தேர்த்திருவிழா, கலியாணக்காட்சி அத்தனையும் ஒருங்கே சேர நிகழ்வதைப் போலிருக்கும்! எங்கும் ஒளிமயம், மதுரமயம், வர்ணமயம்தான்!

நாச்சப்பன் யோசிக்கிறான். 'என்னடா இது! ஊசி குத்த இடமின்றி இப்படி நிற்கிறார்களே! ராத்திரிக்கு எப்படி எங்கே படுத்துத் தூங்குவார்கள்?'

தூங்குவதாவது! கொடிகட்டிப் பறக்கும் உல்லாசமும் உவகையும் அப்படியே அலக்காக அடித்துக் கொண்டுபோய் விடாதா? ஆகாயம், அண்டவெளி, அப்புறத்துக்கப்புறம் 'எங்கோ இன்பவெளிக்கே இழுத்துச் சென்றுவிடுமே, கற்பனை மிதக்கும்! ஒயில் மதிமயக்கும்!

ஆற்றுவெள்ளம் ஓரிடத்திலேயே நிற்கிறதா? மனித வெள்ளமும் ஒரே இடத்தில் கட்டுண்டு கிடக்க வேண்டுமா? ஓடிக்கொண்டே இருக்க வேண்டியதுதான். ஓடுகிறவனுக்கு ஏன் தூக்கம் வருகிறது? இடத்தைப் பற்றித்தான் கவலை ஏன் உண்டாகிறது?

பண்டிகைக்கு இரண்டு மூன்று நாட்களே இருந்தன. பலகார மணந்தான். வீதியெங்கும், வீடெங்கும் 'கமகம'த்தது. அந்த வாசனை நாச்சப்பனையும் எட்டிற்று. அவனும் நுகர்ந்தான். அனுபவித்தான். நல்ல மணம் நாசிக்கு மட்டுமா? நாவுக்கு மட்டுமா? மனத்திற்கே உவந்ததல்லவா?

"ஏண்ணா! உங்க ஊட்டிலே என்ன 'மா'ப் பண்றீங்க?" என்று கேட்டுக்கொண்டே தீப்பெட்டியிலிருந்து ஒரு குச்சியை எடுத்துக் கிழித்தான் கருப்பண்ணன். அது நனைந்திருந்தது. பற்றவில்லை!

"உங்க ஊட்டிலே என்ன பண்றயோ அதுதானப்பா என் ஊட்டிலேயும்!" நாச்சப்பன் பொருத்தமான பதிலைச் சொல்லி விட்டதாக கருப்பண்ணன் முகத்தைப் பார்த்தான். அவன் குனிந்த படி 'நவராத' தீக்குச்சியைத் தேடிக் கொண்டிருந்தான்.

இருவருக்கும் வீடு இருந்தது. ஆனால், ஒட்டியும் ஒட்டாமலும், அவர்கள் அந்தக் கூத்தாண்டி வைபவத்திலிருந்து விலகி நின்றார் கள் என்றும் கூற முடியாது. அந்த மரத்தில் அவர்களும் இரு கிளைகள்தான்! இருப்பினும் அதில் பூ இல்லை! பூவின் பொலிவு கிடையாது! பெண் இருந்தால் அல்லவா புன்னகை மிளிரும்!

கிட்டப்பன் 'கூட்டத்'தில் கலந்து விட்டான்! 'கூட்டாளி'கள் அவனைச் சுற்றிலும் கும்மாளம் அடித்துக் கொண்டிருப்பார்கள். "கிட்டு, கோழியும் கறியும் பதம் பாக்கோணும்னா எங்க ஊட்டுக்கே வந்திரு" என்றான் கண்ணன். அவனும் 'அரியா' எடுக்கிற பையன்தான். முத்துசாமி லேசில் விடுகிறவன் அல்ல. "எல்லாம் இனிப்புடா! அத்தனையும் இனிப்பிலே செஞ்சு தீர்ப்பதா எங்க அம்மாவும் அக்காவும் கங்கணம் கட்டிக்கொண்டிருக்காங்க. நீ வேறே யாராச்சும் கூப்பிட்டாங்கின்னு போனே, அப்பறம் கெணத்துக்குள்ளறவே அழுத்திப் போடுவேன்" என்று செல்லமாகப் பயங்காட்டினான். அவர்கள் இரட்டையர்கள் மாதிரி கிணற்றில் குளிக்க ஒன்றாகவே செல்வார்கள். வீட்டின் பின்புறம் உப்புத் தண்ணீர் கிணறுதான். ஆனாலும் அந்தத் தோட்டத்தில் வேட்டி துண்டை காயப்போட மரஞ்செடிகள் நிறைந்திருந்தன. ஒரு விதத்தில் கீரனூர் ஞாபகத்தை அது மூட்டிக்கொண்டிருக்கும். உள்ளூரில் நாள் தவறினாலும் அவன் கிணற்றுக்குப் போய்க் குளிக்கத் தவறமாட்டான். 'ஸ்பின்னிங்'கில் வேலை பார்க்கும்

பெண்களில் சிலர் இவனுடைய 'ஊரு சேரி'யை விசாரித்து வைத்திருந்தார்கள். சந்தர்ப்பங்களில் கோவையிலிருந்து சில சாமான்கள் அவர்களுக்குத் தேவைப்படும். சுத்தமான நெய் வேண்டுமென்றால் சிங்கநல்லூரில் கிடைக்காது. அங்கும் அப்படித் தான் என்றாலும் கோவையில் அவினாசி 'சட்டி' வெண்ணெய் இரண்டொரு நெய்க்கடைகளில் கிடைக்கும். விஷயம் தெரியாத எந்த ஆளையும் வெண்ணெய்க் கடைக்காரன் சுலபத்தில் ஏமாற்றி விடுவான்! ஏமாற்ற வேண்டும் என்ற கெட்ட எண்ணம் இல்லாத கடைக்காரனுக்குக்கூட 'நல்லது கெட்டது' தெரிந்தால் தானே என்ற நினைப்பிருக்கும். உருவத்தில் வெண்மையாக இருந்தால் அது மணக்கும் வெண்ணெய் ஆகி விடுமா? காய்ச்சிய பிறகு மணத்தைக் காண்பதை விட கண்ணால் கண்டாலே கிட்டப்பன் சொல்லிவிடுவான். அவன் 'காங்கய நாட்டுக்காரன்' அல்லவா? கருப்பண்ணனுடைய நண்பர்களும் கிட்டப்பனை, "நீ வாப்பா நம்ம ஊட்டுக்கே" என்று நச்சரித்துக் கொண்டிருந்தார்கள். அவன் கருப்பண்ணன் ஆதரவு நிழலில் வளர்கிறான் என்பது மற்றவர் களுக்குத் தெரியும். பையனைச் சீராட்டினால் கருப்பண்ணனுக்குத் திருப்தியாக இருக்கும். அவனுடைய திருப்தியையும் நல்லெண்ணத் தையும் சம்பாதித்துக் கொண்டால் மில்லுக்குள் 'கவலை'யின்றி இருக்கலாம். உள்ளே வேலை செய்வதில் சிற்சில 'இலந்தைமுள் கவலை'கள் உண்டு. முக்கியமாக மாஸ்டர் – அடே அப்பா! அந்த ஆயிரத்திற்கும் மேற்பட்ட தொழிலாளர்கள் அத்தனை பேருக்குமே மாஸ்டர் சிங்காரம் பிள்ளை என்றால் ஒரு கிலிதான். இன்றைய மில்களின் நிலை அல்ல; பதினைந்து வருஷங்களுக்கு முன்பு! இன்று முதலாளியே சொந்தமாக எந்த ஆளையும் மில்லுக்குள் சேர்த்துவிட, சேர்த்துக்கொள்ள முடியாது. சங்கத் தலைவர்கள் உடனே 'சங்கநாதம்' செய்யக் கிளம்பி விடுவார்கள். பழைய 'லிஸ்டு'களை எடுத்து முன்னால் பரப்பி விடுவார்கள். முன்பு வேலை பார்த்தவர்கள். 'வெயிட்டிங் லிஸ்டி'ல் இருப்பவர்கள். தற்காலிகத் தொழிலாளிகள் – யாரையும்தான் இப்போது 'பர்மனெண்ட்' நிரந்தரத் தொழிலாளியாக வேலை போட்டுத் தந்துவிடுவதில்லையே! ஆனால் முதல் சுதந்திர இந்தியாவின் தேர்தல்கள் முடிந்த சமயம் மில்களின் போக்கும் நடைமுறையும் அலாதியானது. சிங்காரம்பிள்ளை மிஸ்டர் சிம்மம்போல் நடந்து வருவார். ஒரு பார்வை பார்ப்பார். 'என்ன?' என்று அழுத்தமாகக் கேட்டால் சற்றே நடுக்கம், கேட்கிற ஆசாமிக்கு ஏற்படத்தான் செய்யும். முதலாளியும் மறுபேச்சுப் பேசமாட்டார். அவர் ஏன் பேசுகிறார்? அவருடைய குறிக்கோள் இலாபம். அந்த இலாபத்திற்குத் தடை ஏற்படாதவரை, யாவும் சுமுகமாக உள்ளே இயங்கிக்

கொண்டிருக்கிறதென்றால் – ஏஜெண்டு ஆபீசோடு சரி! உள்ளே ஒரு 'ரவுண்டு' வந்தாலும் மிஸ்டர் பிள்ளையிடம்தான் ஏதாவது கேட்பார். கேட்பது ஏது? மாஸ்டர் நாய்க்குட்டிபோல் குழைந்து கொண்டு பின்செல்வார். மெல்ல ஏதாவது கூறுவார். முதலாளி யோடு பேசுகிறார் என்று பிறருக்குத் தெரிய வேண்டும். அதெல்லாம் பெரிய நாடகம்தான்! கூத்தாண்டிபோல் அனுபவிக்க வேண்டிய காட்சிகள்!

கிட்டப்பனுக்குக் 'கூடை' தூக்குகிற உத்தியோகம்தான். மில்லுக்குள் குப்பை கூட்டினால்தான் என்ன? அவன் ஜேப்பிலே எப்போதும் சீப், தலை கலைந்து போனால் உடனே சீவிக் கொள்ளத்தான்! மற்ற பையன்கள் அவ்விதம் செய்கையில் இவனுக்கு விருப்பமில்லாவிட்டாலும் சீப்பு அவனுக்கும் தேவைப்பட்டது.

காக்கி டிராயர் நீலத்திலும் சிகப்பிலும்கூட நிஜார்கள் ஏழெட்டு உருப்படிகள் தைத்திருந்தான். வெள்ளை, கலர் சொக்காய் களும் ஐந்தாறு இருந்தன. தினசரி ஒன்றை மாற்றினால் ஒரு வாரத்திற்கு வெவ்வேறு ரகங்களாகப் போட்டுக் கொள்ளலாம். ஊரில் வேட்டி கட்டிக் கொண்டிருந்தான். உடம்பைப் பாதி மறைக்க சிறு துண்டு போர்த்தியிருப்பான். வேட்டி கோடு கிழிந்தும் ஆங்காங்கு தைப்புகளும் துணிகளில் காணப்படும். இப்போது பழைய வாழ்வுக்கே விடுதலை! இங்கே ஒட்டுக்கும் தைப்புக்கும் இடமே இல்லை! யந்திரங்களுக்கிடையே புகுந்து வருகிறவனுக்கும் வேட்டிக்கும் வெகு தூரம்!

ஒரு சைக்கிள் வாங்க வேண்டுமென்ற யோசனை. பணமும் இருந்தது. சில்லறை அயிட்டங்களுக்குக் கருப்பண்ணனிடம் யோசனை கேட்க வேண்டியதில்லை. 'கூலிங்கிளாஸ்' ஒன்றைக் கூட்டாளி வாங்கினான். வெயிலுக்கு அது வேண்டியதுதான். ஆனால் அவனுடைய தோழன், "மொகத்துக்கு இது அழகடா!" என்றான். இவனும் ஒன்று வாங்கிவிட்டான். கருப்பண்ணனும். "இப்பத்தாண்டா ராஜா மாதிரி இருக்கு!" என்று தட்டிக் கொடுத் தான். சைக்கிள் வாங்கினாலும் கருப்பண்ணன் ஆட்சேபிக்கப் போவதில்லை. 'அப்பன் என்ன சொல்லுமோ?' என்ற அச்சம்தான் அவனைத் தடுத்துக் கொண்டிருந்தது. அப்பனுக்கு அது சந்தோஷத்தைக் கொடுக்கிற காரியமாக இருந்தாலும். 'நீ சைக்கிள் ஏறீட்டு எங்கப்பா போகப் போறே?' என்பான். அதற்கு என்ன பதில் சொல்வது? 'என் சினேகிதர்கள் பூளைமேட்டில் இருக்காங்க. போத்தனூரிலே இருக்காங்க! நாங்க அடுத்த வார 'லீவி'லே மருதமலைக்குப் போகப் போறோம்' என்று சொல்ல முடியுமா? சொல்லலாம். ஆனால் பெரியவன் சமாதானப்படமாட்டான்.

'அப்பனுக்கு அதிருப்தி தருவது சரியல்ல' என்று இதுவரை சைக்கிள் வாங்காமலேயே இருந்தான்.

பெரியவன் தன்னுடைய பையனின் வளர்ச்சியைக் கவனித்துக் கொண்டு வந்தான்–வருகிறான். மகன் வளர்ந்து வருகிறான். நாலு பேரும் 'நல்லவன்' என்று சொல்லுகிறார்கள். இதைவிட அவனுக்கு ஆனந்தம் வேறொன்றும் இல்லை. புரிகிறது. அவனுக்கும் புரிகிறது. ஆனாலும் தேகம் திண்ணையில்–இங்கு சிங்கநல்லூரில் கிடந்தாலும்–ஆவி–அவனுடைய உயிர்–அணு அணுவாகப் பிரிந்துபோய் கீரனூர் மண்ணிலேயே என்னத்தையோ தேடிக்கொண்டிருக்கிறதே! தங்கம் தேடி அலைந்த மனிதர்களின் கதையாக–தங்கத்தைக் கற்பாறை களுக்கிடையே துளாவினால் அங்கே என்ன கிடைக்கும்.

கீரனூரில் பண்டிகை கொண்டாடினார்கள். எந்த ஊரில்தான் பண்டிகை கொண்டாடாமல் இருக்கிறார்கள்? பையன் எங்காவது விளையாடிக் கொண்டிருப்பான். நாச்சப்பனுடைய விளையாட்டு அந்த ஒற்றைமாட்டு வண்டியோடுதான். வாடிக்கையாளர்களை நாடிச் செல்லாவிட்டால் காளையின் வயிறும் அவர்கள் இருவரின் வயிறும் வற்றிவிடுமே!

இங்கே வந்ததும் பல மாதங்கள்; ஏன், வருஷங்கள் மூன்று கழிந்து விட்டன. ஆயினும் 'பட்டாசு'ச் சத்தத்தைக் கேட்டால், மாடுகள் மேய்வதைப் பார்த்தால், எருமை நியாயத்தை அடுத்த வீட்டுக்காரி எடுத்தால், கன்றுக்குட்டி துள்ளி வருவதைக் கண்டால், பழைய 'நப்பாசை' அவனைப் பற்றிக்கொள்கிறது. கீரனூருக்குத் தாவுகிறது மனம். மலையாள மங்கையோ, கருப்பண்ணனோ, வெற்றிலைபாக்குக் கடைக்காரனோ எவர் சொல்வதும் அவன் செவியில் பதிவதில்லை! செவி ஏற்றுக்கொண்டால்தானே மனம் பதில் உரைக்கும்?

கீரனூருக்கும் ஊத்துக்குளிக்கும் பதினாலு மைல் என்றால் இடையே பன்னிரண்டு ஊர்களுக்கும் அதிகம். சின்னச் சின்ன ஊர்கள். பட்டிக்காடுகள்தான். அங்குள்ள அத்தனை ஊர்க்காரர் களும் நாச்சப்பனைப் பண்டிகைக்குக் கட்டாயம் வந்துசேர வேண்டும் என்பார்கள். வாய் உபசாரம் அல்ல. ஆடி நோன்புக்கே எவ்வளவு நேரமானாலும் அவனுக்கும் மகனுக்கும் 'மா'ப் பலகாரம் தயாராக எடுத்து வைத்து விடுவார்களே! "என்ன நாச்சப்பா! இப்படி நேத்து வராமே ஏமாத்திப் போட்டயே?' என்று வாஞ்சை பொங்கக் கேட்பார்கள். ஆடிப் பண்டிகைக்கே அப்படி! தீபாவளி, பொங்கல் குறித்துச் சொல்ல வேண்டுமா? உள்ளூர் முருகப்பன், 'நோம்புச்சோறு வருசத்துக்கு ஒருக்கால்தானப்பா கெடைக்கும்? உன்ற வீட்டிலே பொம்பளை இல்லே! பையன் 'பொக்'கென்று

நிப்பானே!' என்று சொல்வான். 'இன்னைக்குத்தான் முருகப்பன் ஊட்டுக்குப் போகாமெ எங்க வாசப்பக்கம் வரப்படாதா?' என்று மற்றவர்களும் அன்புக்குரல் கொடுப்பார்கள்.

ஊத்துக்குளிக்கோ வேறு எந்த ஊருக்கோ வண்டியை பூட்டிக் கொண்டே, 'நோம் பண்ணைக்குப் போகப்படாதின்னு இருந்தா கேக்கறாங்களா? ஆனா புது மாப்பிளையும் பொண்ணும் பண்டிகைக்குப் போகாமே வேறெ எதுக்குப் போவாங்க! அடே, தம்பி! நா வௌக்கு வெக்கறதுக்கு மிந்தியே வந்தர்ரேன். தூங்கிராதே!' என்று சொல்லிக் கொண்டே, தன்னை அழைத்தவர்களிடமும் விடை பெற்றுச் செல்வான் நாச்சப்பன். திரும்பி வரும்போது வாழைக்காய்கள், கத்திரி, முருங்கை, இலைகள் உள்பட மறக்காமல் வாங்கி வருவான். கனிந்த பழங்களும் ஊத்துக்குளி வெண்ணெயும் பெரிய குண்டாவுக்குள் போட்டுப் பத்திரமாகக் கொண்டுவந்து சேர்ப்பான்.

முருகப்பன் மனைவிக்கு சிரிக்காமல் எதையும் பேசிப் பழக்கம் இல்லை. 'வாய்நிறைய'ச் சிரிப்போடு, 'மாமன் உண்ணி சோத்தையும் ஆக்கிப் போட்டிட்டு, அவுங்களும் எலையிலே உக்காந்திட்டாச் செரியாப் போகும் போங்க!' என்ற தன் கணவனைக் கடிந்து கொள்வாள். அப்போதும் அந்தச் சிரிப்பு உதட்டில் விளையாடிக் கொண்டிருக்கும். பாவம், முருகப்பன் ஏழெட்டுப் 'புள்ளைகுட்டி'காரன். ஓடி, ஓடிப் பாடுபட்டாலும், 'ஆடு கறக்கறதுக்கும் பூனை குடிக்கறதுக்கும்' கணக்காகத்தான் இருக்கும். நல்ல நாளில் நன்கு செய்ய வேண்டும் என்று நினைப்பான். நாச்சப்பன் 'வண்டி நிறைய' சாமான்கள் அன்றைக்குக் கொண்டு வந்துவிடுவதால் முருகப்பனுக்குத் தலைச்சுமையைக் கீழே இறக்கி வைத்ததைப் போலிருக்கும்!

சிங்கநல்லூர்! நாச்சப்பன் நெஞ்சுக்குள் மென்குரல் அரும்புகிறது. 'இங்கே யாரும் அழைக்கவில்லையே என்று பொருமாதே' என்று அந்த மெல்லிய குரல் அறிவுறுத்தும்.

'நான் என்ன பொருமிக்கொண்டா இருக்கறேன்?' அவன் தன்னையே கேள்வி கேட்டுக்கொண்டான். கட்டிலில் சற்றே நிமிர்ந்து உட்கார்ந்திருந்தான்.

"என்ன அண்ணா தண்டால் பஸ்கி எல்லாம் எடுக்கறாப்பலே இருக்குது?"

"யாரு... கருப்பண்ணனா?"

"நா மாத்திரம் இல்லேண்ணா! இன்னும் வந்திருக்கறவங்களைப் பாரண்ணா" என்று சொல்லிக்கொண்டே வாசற்படியில் ஒரு காலு

மாக நின்ற கருப்பண்ணன் பின்புறம் திரும்பிப் பார்த்து, "மேலே வாங்க" என்று சொன்னான். கீழே தயங்கியவாறு நிற்கும் தாயாரை யும் மகனையும் பார்த்து.

வெள்ளைப் புடவை கட்டிக் கொண்டிருந்த அந்தப் பெண்ணுக்கு சுமார் நாற்பது வயதிருக்கும். ரவிக்கை அணியவில்லை. தலைக்குக் குளித்திருந்தாள். இன்னும் ஈரம் உலரவில்லை. அவள் 'மாராப்புச் சேலை'யைக் கட்டியிருந்த தினுசிலிருந்து கூர்ந்து பார்த்த நாச்சப்பன், 'நம்ம பக்கத்துக்காரியாட்ட இருக்குதே' என்று தனக்குள் எண்ணிக் கொண்டான்.

அந்தப் பெண்ணின் பக்கத்தில் ஒல்லியாக உற்சாகமே வடிவாக நின்றிருந்த சிறுமிக்குப் பத்துப் பன்னிரண்டு வயதிருக்கும். முகச் சாடையிலிருந்து தாயும் மகளும் என்பதை எவரும் சொல்லி விடுவார்கள்.

கருப்பண்ணனும் கட்டிலின்மீது உட்கார்ந்திருந்தான்.

நாச்சப்பன் 'விசுக்'கென்று எழுந்தான். "அட, நீயும் உக்காந் திட்டா எப்படி? இந்தக் கிட்டானையும் காணமே! வாங்க வாங்க! 'விக்'கினாப்பலே நின்னுகிட்டே இருக்கிறதா? ஏப்பா! பாயை எடுத்து விரிச்சு உக்காரச் சொல்லுவயா..." என்று நிறுத்தாமல் பேசிக்கொண்டிருந்தான் நாச்சப்பன்.

"அண்ணா! அவுங்க ஆரும் ஆரந்தூரமில்லை! நீ மொதல்லே உக்காரண்ணா! அவுங்க விருந்தாளிக அல்ல! நம்மளை விருந்துக்கு கூப்பிட வந்திருக்காங்க!" என்றான் கருப்பண்ணன்.

"அதுக்கென்ன போனாப் போவுது! பையன் எங்கப்பா காணாம்? எங்காச்சும் போகச் சொல்லிருக்கறயா?" என்றான் நாச்சப்பன். தன் மகன் இருந்தால் உபசரிப்பில் தான் தடுமாற வேண்டியதில்லையே என்பது அவன் நினைப்பு. இதில் தடுமாற்றத் திற்கு ஒன்றுமில்லை! ஆனால் வீட்டிற்கு வந்த பெண்ணுக்கு வெற்றிலைபாக்கு எடுத்துக் கொடுக்கவாவது ஆள் வேண்டாமா?

கருப்பண்ணன் சாவதானமாக "கிட்டப்பன்தான் மலையக்கா வீட்டுக்கு இப்பக் காவல்" என்றான். இதைச் சொல்லிவிட்டு, "நாம சட்டுன்னு போகிலே – காவல்காரன் நம்மளைத் தேடிக்கிட்டு ஓடியாந்திருவான்!" என்றான் சிரித்துக்கொண்டு.

அதற்குள் மலையக்காள் அடுப்பு மூட்டிவிட்டாள். டீத்தூள் இருக்குமிடத்தைக் கண்டுபிடித்து விட்டாள். பால் இருக்காதென்று நினைத்தாள். கருப்பண்ணன் காலையிலேயே வேலைக்காரச் சிறுமியிடம் சொல்லி வைத்திருந்தான். அந்தச் 'சிறிசு' பாலைக்

காய்ச்சாமலேயே தன் வீட்டிற்கு ஓடிவிட்டது என்றாலும் பால் வாங்க மறக்கவில்லை.

கொஞ்ச நேரத்துக்கு முன்னர் – நாச்சப்பன் 'கோயில் பசு மாடு, குங்குமப்பில்லை நிறம், நான் கோல் கொண்டு அடிக்கவில்லையே! இப்படி ஏன் 'குத்தம்' வந்து சேர்ந்தது?' என பதட்ட நினைவுகளோடு போராடிக்கொண்டு கிடந்தான்.

இப்போது...

சேனி அம்மன் தேர்ப்போல் குடம் குடமாக, அவன் நெஞ்சில் அமுது சுரக்கிறது! மலையக்கா பாதம் பட்டவுடன் வீட்டில் மலர்ச்சி தாண்டவமாடுகிறதே! 'அவ கை பட்ட பொருள் எவ்விதச் சுவை தருமோ?' என எண்ணினான். அந்த எண்ணம் நிழலடிக்க, ஒரு வாய் எடுத்துக் குடித்ததும், "கருப்பண்ணா! ஊட்டுக் காப்பீங்கறது தனி ருசிதாம் போ?" என்றான்.

"அண்ணா! இது டீ! இன்னம் ரண்டு வாய் குடுச்சுப் பாத்திட்டுச் சொல்லண்ணா" என்றான் கருப்பண்ணன். சிறுமி குஞ்சாளுக்குச் சிரிப்பைத் தாங்க முடியவில்லை. அவள் சிரித்த சிரிப்பில் 'பொறை' ஏறிவிட்டது! கன்னியின் நகைப்பொலிகூடத் தன் வீட்டில் தவழ்கிறதே என்கிற பரவசத்தில் நாச்சப்பனுக்கு இருக்கை கொள்ளவில்லை!

5

மலையக்காளுடைய சொந்த ஊர் சென்னிமலை. அவளு டைய இயற்பெயர் மாரக்காள். சென்னிமலைக்காரி என்றுதான் சொல்லுவார்கள். நாலைந்து வருஷத்திற்கு முன் அவள் அங்கு வந்து சேர்ந்தபோது 'மாரா' என்றே பக்கத்து வீட்டுக்காரியும் கூப்பிடுவாள். இன்று அந்தப் பக்கத்து வீட்டுக்காரியே 'மலையக்கா இன்னும் மில்லிருந்து வரலியா சாமி?' என்று குஞ்சக்காளிடம் கொஞ்சுகிறாள்.

இந்த மில்லில் சேருவதற்கு அவள் பட்டபாடு இத்தனை அத்தனை என்று சொல்ல முடியாது. கிட்டானுக்குக் கிடைத்தது போல் ஒரு கருப்பண்ணன் எல்லாருக்கும் கிடைத்துவிடுவார்களா?

முதலில் மாரக்காள் சிங்கநல்லூருக்குப் போவதென்றா புறப் பட்டாள்? எங்கோ கால்கள் போனபடி நாலைந்து வயதுக் குழந்தையையும் இடுப்பில் எடுத்துக்கொண்டு கிளம்பினாள். கீழே விட்டால் அது நடக்கிறதா? இடுப்பில் வைத்துக்கொண்டே இவளால் நடக்க முடிகிறதா? நிழல் கண்ட இடத்தில் உட்காருவது, வாய்க்கால் ஓடினால் தண்ணீர் அள்ளிக் குடிப்பது – யாரோ பரிதாபப்பட்டு – குழந்தை சிணுங்குகிறதே என்று என்னவாவது தந்தால் அதன் 'வயித்தை' நிரப்பிக்கொண்டே எட்டுநாள் நடையாய் நடந்து திருப்பூரை அடைந்து விட்டாள். சென்னிமலையை விட்டுப் போய்விட்டால் போதும் என்பதே அவளது வைராக்கியம். அவள் அவ்விதம் கடின விரதம் பூணக் காரணமாயிருந்தவன் கட்டிய கணவன்தான்! 'அவெ மனுசனா? பரதேசிப் பய!' என்று தேங்காய்க்கடை சின்னப்பாப்பா கூறுவதை ஒருநாள் நிரூபித்தே காட்டிவிட்டான்.

ஆரம்பத்தில் ஒழுங்காகத்தான் மாரக்காளின் கணவன் குடும்பம் நடத்திக்கொண்டிருந்தான். மிளகாய் வியாபாரமும் செய்து வந்தான். மிளகாய் காரம் அல்லவா? காரத்தைத் தொட்டுக்

கொண்டிருப்பவனுக்கு 'இனிப்பும்' வேண்டும் என சில கூட்டாளிகள் இனிமை கூட்டினார்கள். சென்னிமலை அடிவாரத்தில் 'பட்டைச் சாராயம்' காய்ச்ச நல்ல வசதி. குடிகாரர்களுக்கும் ஆடு, கோழி வறுத்துத் தின்ன மரங்களும் பாறையும் செறிந்த அந்த இடம் சரியான வசதியை அளித்தது. லாபம் வருகிறதோ இல்லையோ இதயதாபம் அவனை 'குடி! குடி!' எனத் தகித்த வண்ணமிருந்தது. கூட்டாளிகள் 'வா! வா!' என வருந்தி அழைத்தனர். அப்படி இரண்டு ஜீவன்கள் இருக்கின்ற நினைப்பே அற்றுவிட்டது அவனுக்கு, இரவில் ரகளை! பகலில் ரகளை! எந்நேரமும் ரகளையாக அது மாறி, 'எல்லே! சோறு ஆக்கிலையா?' என்று மனைவியை விறகுக் கட்டையால் அடிக்கும் அளவுக்கு அவன் மிருகமாகிவிட்டான். அப்போதும் அவள் சகித்துக் கொண்டுதான் இருந்தாள். யார் செய்த புண்ணியத்தாலோ ரத்தம் சிந்தாமலேயே அவளுக்கு விடுதலை கிடைத்தது. அவளுடைய கணவன் 'கைமொதலை' இழந்துவிட்டான்! கடைபரப்ப முடியவில்லை! கட்டுப்பானைச் சரக்கும் கிட்டுவதாயில்லை! நண்பர்கள் போயே போய்விட்டார்கள்! 'பணமில்லாத சிநேகிதம் என்னய்யா சிநேகிதம்!' என்று அவர்களிடம் கேட்டிருந்தால் சொல்லி இருப்பார்கள்.

ஒரு குளிர்ந்த நேரமாகப் பார்த்து அந்த இடத்திற்கு இறுதி வணக்கம் செலுத்தி கண்காணா இடத்தை நோக்கி நடையைக் கட்டிவிட்டான். காவி வேட்டி கட்டிக்கொண்டுதான்.

மனைவி, மகளைப் பற்றி நினைப்பில்லையா அவனுக்கு? தன்னைப் பற்றிய நினைப்பே இல்லாமல் போகிறவனுக்கு மற்றவர்களைக் குறித்த எண்ணம் எப்படி வரும்? அப்படி வருவதானால், மாரக்காளுக்கு அதனால் என்ன நன்மை?

திருப்பூரில் கொஞ்ச நாள் வீட்டு வேலைகள் செய்தாள். பனியன் கம்பெனிகளில் வாசல் கூட்டும் உத்தியோகம் கிடைத்தது! ஒன்றிலும் அவளால் ஒட்டிக்கொள்ள முடியவில்லை. முதலில் மனது சரியாக இருக்க வேண்டும். சரிப்படாத மனது அவளுடையது. பள்ளத்தில் சகதியில் சிக்கிக்கொண்ட பார வண்டியை ஒண்டி மேட்டுக்கு கொண்டுவர முடியுமா? எப்பாடு பட்டேனும் தன் பெண்ணை நல்லவிதமாக வளர்க்க வேண்டும். அதற்கு 'எந்தவித'மும் அவள் கண்களுக்குத் தோன்றவில்லை. சோமனூரில் தீப்பெட்டித் தொழிற்சாலையில் நல்ல கூலி கிடைக்கிறதென்று கேள்விப்பட்டாள். வாழைத் தோட்டத்து ஐயன்கோவிலுக்கு முதலில் சென்றாள். அடேயப்பா! அங்கே என்ன கூட்டம்! சக்தியுள்ள சாமி என்றால் இந்த நாளில் கூட்டத்துக்குக் குறைச்சல் உண்டா? சிங்கநல்லூர் பக்கத்து பஞ்சாலைகளில் வேலை

செய்கின்ற பல பெண்கள் வந்திருந்தார்கள். 'நோக்காட்டுச் சீவன்'களும் ஏராளம்! அந்த ஐயன்கோயில் மண்ணை எடுத்து நெற்றியில் இட்டுக்கொண்டால் போதும்! தீராத நோய்கள் தீர்ந்துவிடும். அவள் கேட்டதும் அம்மாதிரிதான், கண்டதும் காண்பதும் அப்படித்தான் இருந்தது. மாரக்காளுக்கு 'பசி' நோய்தான். தன் சிறுசுக்கும் தனக்கும் பசி தீர்ந்தால் போதும் என்பதே அவள் பிரார்த்தனை.

'உனக்கு ஏதாச்சும் வேலை செய்யத் தெரியுமா?' என்று தாபத்துடன் ஒரு பாட்டி விசாரித்தாள். தேங்காய் மூடி ஒன்றும் பெரிய 'மொந்தப் பழம்' ஒன்றும் குழந்தை கையில் தந்தாள்.

மாரக்காளுக்கு எல்லாப் பெண்களுக்கும் தெரிந்த வேலைகள் தான் தெரியும். அதுதான் வீட்டு வேலை!

"நான் மில்லு வேலைக தெரியுமான்னு கேக்கறேன்" என்றாள் அந்தப் பாட்டி, இவள் தடுமாறுவதைக் கண்டு பக்கத்தில் நின்ற பார்வதி கூறினாள்: "அதென்ன பாட்டி ஏரோப்ளேன் ஓட்டற பெரிய வேலை? கண் பாத்தா கை செய்யாதா?" என்று ஊக்கமூட்டிப் பேசினாள்.

"எங்க ஊரிலே எல்லாரும் தறி நெய்வாங்க. எனக்கு ராட்டை சுத்தத் தெரியும். நல்லா நூல் நூப்பேன்..."

மாரக்காள் பேச்சை முடிக்குமுன், "போதுஞ்சாமி அப்படீன்னா 'வொயிண்டிங்'லே, 'ரோலிங்'லே சேர்ந்து நல்லா நீ பொளச்சுக்குவே" என்றாள் பாட்டி.

பஞ்சாலைகளில் பணிபுரியும் பெண்களுக்குச் சில ஆங்கிலச் சொற்கள்–அதாவது தாங்கள் வேலை பார்க்கும் பகுதிகளை ஆங்கிலத்தில் சொல்லியே பழக்கம். அவற்றைத் தமிழ்ப்படுத்தி னாலும் 'என்னவோ' போல் இருக்கும்.

சிங்கநல்லூருக்கு வந்தவுடன் அவ்வளவு எளிதாக மில் வேலை கிடைத்துவிடவில்லை. படியூர்க்காரப் பையன் ஒருவன் – தங்கள் பக்கத்துக்காரியே என்று தன் அண்ணனிடம் அப்பனிடம் – அவர்களும் 'உள்ளே' வேலை பார்க்கிறவர்கள்தான் – பலமாகச் 'சிபார்சு' செய்து, நூல் சுற்றும் 'டிபார்ட்மெண்ட்'க்குள்ளேயும் நுழையச் செய்து விட்டான்! அங்கேயுள்ள மேஸ்திரி அம்மாள் – அட ராமா! மேஸ்திரி அம்மாளுக்கு 'எமன்ம்மா' என்ற சிறப்புப் பெயர் உண்டு, வேலையிலும் எமன்! வேலை வாங்குவதிலும் எமன்! அப்படிக் கண்டிப்புகளும் இல்லாவிட்டால் நூல் சுற்றும் பெரிய மூங்கில் குழாயிலேயே 'மாலை' செய்து போட்டுவிட்டுப்

போய்விடுவார்கள் சக பெண் தொழிலாளிகள்! வெளியே பூனைக்குட்டி மாதிரி சொரூபத்துடன் இருப்பவர்கள்தான் – வேலை ஊர்ஜிதம் என்று ஆனவுடன் – உள்ளே ‘கால் ஊன்ற’ ஆரம்பித்து விட்டால் – பிறகு புலிகள்தான்! பெண்புலி என்ன சாமான்யப் பட்டதா?

மாரக்காள் ‘இனி அல்லுமில்லே! அலட்டுமில்லே’ என்றுதான் நான்கு நாள் நம்பி இருந்தாள். ஐந்தாவது நாள் மாரக்காள் அங்கே எவ்விதம் வந்து சேர்ந்தாள் என்ற சர்ச்சை–சிறு ஆராய்ச்சி நடைபெற்றது. அது வளர்ந்தது! உருவெடுத்தது! விஸ்வப்பிரம்மமாக உயர்ந்தது! மாஸ்டர் சிங்காரம் பிள்ளைக்குத் தெரியாமல் காற்றுக் கூட மில்லுக்குள் பலமாக அடிக்கக் கூடாது! அவருக்கே உரித்தான மரியாதைகள் மாமூல்கள் எல்லாமே உண்டு.

“நீ மாஸ்டர்கிட்டே ‘சீட்டு’ வாங்கிட்டு வா” என்று மேஸ்திரி அம்மாள் மாரக்காளை வெளியே அனுப்பிவிட்டாள்.

அவளுக்குப் படியூர்ப் பையனைத்தான் தெரியும். மாஸ்டர் வரை விஷயம் சென்றுவிட்டதென்று அறிந்து அவன் பெட்டிப் பாம்பாகி விட்டான். மீறிச் செய்ய வழி இல்லை! மறுபடி போய்ச் சொன்னால், ‘மிந்தியே எங்கிட்டே ஏண்டா சொல்லலே?’ என்று சீறுவார். மாஸ்டரின் தயவின்றிக் காலம் கழித்தால் ரொம்ப ரொம்பச் சிரமம்!

“அவன் என்ன தலையையா தூக்கிவிடுவான்? அவங் கிட்டேயே போய்க் கேட்டுப் பாக்கறதுதானே?” என்று ஒருத்தி மாராக்காளுக்கு வழிகாட்டினாள்.

மாஸ்டரின் வீடு மில் ‘குவார்ட்ட’ரில் இருந்தது. முகப்பு வீடு. மிகப் பெரியது. மற்றவை ‘லைன்’ வீடுகள். ஏஜண்ட் ஆபீசைச் சேர்ந்தவர்கள் அவைகளில் குடியிருந்தார்கள்.

சிங்காரம் பிள்ளைக்கு மூன்று மனைவிகள். ஒவ்வொருத் தருக்கும் நாலைந்து உருப்படிகள். மூத்த மனைவிகூட இன்னும் கட்டுத் தளராமல் இருந்தாள். கொஞ்ச நாளாக என்னவோ நரம்புக் கோளாறு! இல்லாவிட்டால், அவள்கூட இன்னும் சலிக்காமல் பெத்துத் தள்ளிக்கொண்டே இருப்பாள்! நரம்புத் தளர்வுகளோடு தலைவலி, எந்த மருந்து மாயங்களுக்கும் அடங்காத தலைவலி. அது வைத்திய சாஸ்திரத்திற்குள் அடங்கும் ‘வலி’யாக இருந்தால் சிங்காரம் பிள்ளை பெரிய டாக்டர்களை அழைத்து இன்னும் குணப்படுத்தாமல் விட்டிருப்பாரா? இளைய இரு மனைவிகளுக்கும் தனித்தனி இலாக்காக்கள், பிள்ளைகளைப் பிரித்து ஒவ்வொரு வரிடமும் ஒப்படைத்திருந்தார். துளிச்சத்தம் கேட்கக்கூடாது!

அவருடைய பிறவிக் குணத்தை அப்பெண்கள் நாயகங்கள் ஐயந்திரிபுக்கு இடமின்றி அறிந்திருந்தார்கள். ஆகவே, வீட்டிற்குள் பூசல் தலைகாட்டவில்லை.

குழந்தைகள் – ஒரு வயதுமுதல் ஒன்பது வயதுவரை – பெரிய இரண்டு மூன்று பெண்களுக்குத் திருமணம் ஆகி ஆண்டு பத்துக்கு மேலாகிறது. சிறுசுகள் வாசலில் வாதநாராயண மர நிழலில் ஆனந்தமாகச் சச்சரவிட்ட வண்ணம் விளையாடிக் கொண்டிருக்கும். பார்த்துக் கொள்ளப் பணிப்பெண்களுக்குப் பஞ்சமில்லை. ஆனால் முதல் மனைவிக்குச் சதா உடம்பை, தலையை, காலைக் கையை அழுத்தியும் தடவியும் வேலைக்காரிகளின் கைகள்தான் காப்புக் காய்த்துவிட்டன.

மாரக்காள் வேகமாகச் சென்று மாஸ்டர் வீட்டின் வாசலை மிதித்தாள். அதற்கப்புறம் அவளது வேகம் தடைப்பட்டது. குழந்தைகளின் கும்மாளமும், ரேடியோவின் 'கரகர'ப்பும் தாளி தத்தின் வாசனையும் – ஏன் ஒன்றுமே கண்ணிலும் மனத்திலும் படவில்லை. அவளை வருத்திக் கொண்டிருக்கும் துக்கம் தன் குறையை எவ்விதம் ஆரம்பிப்பது என்பதைப் பற்றியே சுற்றிச் சுழன்றுகொண்டிருந்தது! திண்ணையில் கிடந்த பலவிதப் பொம்மைகள் குஞ்சாளைக் கவர்ந்தது. பழக்கப்பட்ட வீடு மாதிரி சிறுமி உட்புகுந்து பொம்மைகளை எண்ண ஆரம்பித்து, தம்பி, தங்கை, 'சிறிசு பெரிசு'கள் 'புதுமுகத்தை' வரவேற்கக் கூடிவிட்டன! தாயைக்கூட சிறுமி மறந்து 'பொம்மை உலகில்' மூழ்கிவிட்டாள்!

அப்போது – ஒரு பெரிய அலறல்! சாதாரணமாகக் கேட்கக் கூடிய அலறல் அல்ல அது! ஆட்டைக் கழுத்தறுத்தால் பலமாக அலறும்! பன்றி இருக்கிறதே பன்றி! பன்றியை எந்தக் கத்தியாலும் அறுக்க முடியாது! பன்றியைக் கொல்ல கடப்பாறையால் பலங்கொண்ட மட்டும் ஓங்கி அடிப்பார்கள்! அந்த அடியே இடி இடிப்பது போலிருக்கும். அப்போது அந்தப் பிராணி உலகையே கூட்ட முயல்வதுபோல் பேரொலி உண்டாக்கும்! அப்பப்பா! அம்மாதிரிதான் பின்கட்டிலிருந்து கடைசி மூச்சை விடுகிற பயங்கர தொனியாகக் 'கிடு கிடு'த்தது! மாரக்காள் ஏதோ சக்தியால் உந்தப்பட்டவளாக உள்ளே ஓடினாள்! ஆம், ஓடாமல், அவளால் நிற்க முடியவில்லை.

நீட்டுப்போக்கில் அமைந்த நடு அறையில் ஒன்றில் உருளையை உருட்டிவிட்டாற்போல் மாமிச பிண்டம் மல்லாக்கப் படுத்திருந்தது. மடித்திருந்த அதன் கைகள் நெற்றியைச் சேர்த்து தலையை அழுத்திப் பிடித்துக் கொண்டிருந்தன. அபத்தமே கூறும் அபார வலிதான் என்று! வலி எங்கே? எல்லா இடத்திலும்தான். மறுபடியும்

நற்றிணை பதிப்பகம் ✶ 47

வீடதிர வீதியதிர ஓங்கார நாதம் கிளம்புமோ என்கின்ற கவலையோ என்னவோ மாரக்காளுக்கு! துணிந்து கட்டில் மீது பக்கத்தில் உட்கார்ந்து தலையைத் தொட்டாள். நெற்றியில் கைவைத்துப் பார்த்தாள். காய்ச்சல் இல்லை. உடம்பே குளிர்ந்து கிடந்தது. மாரக்காள் கைபட்டு துளி ஆட்டமோ அசைவோ அந்த உருவில் உண்டாகவில்லை. எத்தனையோ இரும்புப் பிடிகள் 'தடவி'த் தந்திருக்கும் போலும்! ஆனால் சாப விமோசனம் நாளது வரை நடக்கவில்லை. மாரக்காள் மூச்சுக்காற்றுப் படவேண்டும். நோய் நீங்க வேண்டும் என்பது ஆதி விதியோ என்னவோ?

முதல் மனைவிக்கு வியப்பு! இரண்டாவது மூன்றாவது மனைவிமார்களுக்கு ஆச்சர்யம்! மாஸ்டர் பிள்ளைக்கு பேரதிசயம்! இவ்விதம் புதுமையை நிகழ்த்திய மாரக்காளுக்கு நிரந்தர வேலை கிடைத்துவிட்டதில் அடுத்த வீட்டுக்காரிக்கும் மில்லில் அளவற்ற ஆனந்தம்தான்.

கடந்த மூன்று வருஷங்களாக அவள் ஒருவிதத்தில் நிம்மதி யுடனேயே நாட்களைக் கழித்து வந்தாள். பரதேசம் போன கணவன் பவானி ஆற்றில் மூழ்கிவிட்டான் என்று நம்பகமான தகவல் கிடைத்திருந்தது. அது தகவல் என்றாலும் ஊர்ஜிதமான செய்திதான். எப்போதுமே கடுமையான வயிற்றுவலி அவனுக்கு. பட்டைச் சாராயத்தின் விளைவு, பரிசு! அடுக்கடுக்காக கோளாறு கள் ஏற்படவே உள்ளூர்க்காரன் முன்னிலையிலேயே – முடிவைத் தேடிக்கொண்டான் அவன்! சாகத் துணிந்தவனுக்கு ஆறும் முழங்கால்தான! மூட்டைப்பூச்சி மருந்து ஒரு பக்க பலம்! அதை உட்கொண்டிராவிட்டால் வெள்ளத்திலிருந்து மீள வழியுண்டு. இவ்வளவு சேதியையும் கேட்ட பிறகு 'கட்டுக்கழுத்தி' மாதிரி சிவப்புச் சேலை கட்டிக்கொள்ள மாரக்காள் விரும்பவில்லை.

அவளுடைய போக்கே அலாதியானது. தானுண்டு தன் மகள் உண்டு. எதிர்வீட்டுக்காரி என்ன செய்துகொண்டிருந்தாலும் அவள் ஏறெடுத்தும் பாராள்!

இன்னொரு இயற்கைக் குணம். ஆம், அதை இயற்கை என்று தான் சொல்ல வேண்டும். யாருடன் அவள் பழகினாலும் ஒரு பாசத்தையும் பரிவையும் ஏற்படுத்திவிடுகிற சக்தியை எப்படியோ பெற்றிருந்தாள். கூத்தாண்டிப் பண்டிகைக்கு வீட்டிற்கு வந்த விருந்தினர்கள், பண்டிகை விருந்தாளிகளாக நில்லாமல் நிரந்தர 'வீட்டாளி'களாகவும் தங்கிவிட்ட காரணமும்–ரகசியமும் அடங்கிக் கிடக்கிறது!

கருப்பண்ணனைப் பல நாட்களாகவே தெரியும். நல்ல பழக்கமும்கூட. ஆனால் நாச்சப்பனையும் கிட்டானையும் கூட்டிக்

கொண்டு வந்த சமயம் கருப்பண்ணனுக்குக் கூடத் தெரியாது தானும் அங்கே ஒன்றாக கலந்துவிடுவோம் என்று!

முன்பு இரண்டொரு வீடுகளில் – சினேகிதர்கள் வீடுகளில் தான் – சாப்பாட்டிற்கு ஏற்பாடு செய்திருக்கிறான். அவன் செய்வ தென்ன? தோழர்களே, 'அட, ஓட்டல் சோறு எதுக்கப்பா? வேணு மானா சேர்த்துக்குக் காசைக் குடுத்திரு' என்றார்கள். இவனும் கணக்குப் பார்த்துப் பணம் தருகிற அழுத்தக்காரன் அல்ல. 'செட்டா'க இருப்பவன்தான். ஆனாலும் குடும்பத்தோடு நெருக்க மாகப் பழகிய பின்னர் அப்படிப் பார்த்துக்கொண்டிருக்க முடிகிறதா? எவ்வளவுதான் அன்னியோன்யமாக இருந்தாலும் – மற்றவர் கள்–சம்பந்தமில்லாதவர்கள் ஏதோ 'கதை' கட்டிவிடுகிறார்கள். அதில் அவர்களுக்கு என்ன திருப்தியோ! வீண்பழிகள் பலவற்றைச் சுமந்து கொள்ளலாம். பொறுத்துக் கொள்ளலாம். வீட்டின் விளக்கே அவனால் 'கருமை'யடைகிறது என்றால் கருப்பண்ணனைப் போன்றவர்களால் அதை எப்படிச் சகித்துக் கொள்ள முடியும்?

'இனிமே ஒருத்தர் வீட்டிலும் கை நனைப்பதில்லை!' என்று கங்கணம் கட்டிக்கொண்டான். இப்போது அந்தக் கங்கணத்தை அவிழ்த்து மாரக்காள் வீட்டில் வைத்துவிட்டான். அத்துடன் நாச்சப்பனையும் அவனுடைய அருமை புதல்வனையும் தன்னுடன் ஒன்றாகப் பிணைத்துக் கொண்டான்! இப்போது மாரக்காள் வீட்டில் சோற்று வேளைக்கு ஐந்து சீவன்கள்! இதை நினைக்க அவளுக்கே சிரிப்பாக இருக்கும்!

* * * *

கோவை மாநகரின் உட்புறத்தேயும் நகருக்கு வெளியேயும் மூன்று பக்கங்களிலும் பஞ்சாலைகள் இயங்கிக் கொண்டிருந்தன. நான்காவது பக்கமாகிய மேற்கே பேரூர் என்னும் திருத்தலமும் இருமருங்கும் வயல்களும் செறிந்து கிடப்பதால் தொழிற்சாலை களோ, பஞ்சாலைகளோ அங்கே விரிவடைய ஏதுவில்லை. கிழக்கே திருச்சி ரோடு, அவினாசி ரோடு செல்கின்ற மார்க்கத்தில் எவ்வளவு தூரத்திற்கு வேண்டுமானாலும் நீட்டலாம். வடக்கே மேட்டுப் பாளையம், சத்திய மங்கலம் செல்லும் சாலைகளில் தொழிலகங்கள். சமைத்துக் கொண்டே இருக்கலாம். இன்னும் உருவாகிக் கொண்டு இருக்கின்றன. தெற்கிலும் அப்படித்தான். பொள்ளாச்சி வரை தொழிற்கூடங்களாக நிர்மாணித்த வண்ணம் இருக்கலாம்.

பஞ்சாலை ஆகட்டும்; எந்த ஆலை ஆகட்டும்; உயிர் கொடுப் பவன் தொழிலாளி! உயிரைக் கொடுத்துப் பாட்டாளி அல்லவா பாடுபடுகிறான்? அவனை மையமாக வைத்துத்தான் 'பகடை'

நற்றிணை பதிப்பகம் ★ 49

ஆடப்படுகிறது! சதுரங்கக் காய்கள் உருட்டப்படுகின்றன. சுதந்திர இந்தியாவில் முதல் சுதந்திர தேர்தல்கள் முடிந்து மூன்று ஆண்டுகள் முடிந்துவிட்டன. ஒரு இருபது ஆண்டுத் தொழில் வளர்ச்சி– குறிப்பாக யுத்தம் முடிந்த பிறகு தொழில் துறையில் ஏற்பட்ட மகத்தான வளர்ச்சி கோவை மாவட்டத்தில் செல்வத்தைக் கொழித்துக் கொட்டிக்கொண்டிருந்தது. கிராமம், நகரம் எங்குமே பணம் தாராளமாகப் புழங்கிக் கொண்டிருந்தது. புழங்குவதா? பணம் புரண்டு கொண்டிருந்தது! பஞ்சமில்லை! கடனுக்குத்தான்! எல்லாருக்குமே சுலபமாகக் கடன் கிடைத்தது! பலர் பணத்தை என்ன செய்வதென்று அறியாது – நன்றாகச் செலவழித்தார்கள்! செலவழிக்கத் தெரியாதவர்கள் 'பிறரிடம்' தந்தார்கள்! பின்னர் 'திரும்பி' வந்தது! வராமலும் போயிற்று! அது தனிக் கதை!

"பணம் தண்ணி பட்ட பாடுங்கறது இதுதானப்பா!" என்றான் நாச்சப்பன் ஒப்பணக்காரத் தெருவில் ஒரு ஐஸ் போட்ட கலரைக் குடித்துக்கொண்டே.

மாரக்காளுக்கு ஐஸ் ஒத்துக் கொள்வதில்லை. குஞ்சாள் இரண்டு கலர் குடித்தாள்.

6

கருப்பண்ணனும் கிட்டப்பனும் கொஞ்ச நேரத்திற்கு முன்பு தான் தாக சாந்தி செய்து கொண்டிருந்தார்கள். இருவர் கைகளிலும் பலப்பல பொருட்கள்! துணிமணிகள்! உண்மையில் 'மணி' இல்லை! தங்க மோதிரங்கள்தான் மணி போன்றது – நாலைந்து– அழகிய நகைக்கடை பெட்டியும் மடிக்குள் கிடந்தது.

தீபாவளி போனஸ் வாங்கி இருந்தார்கள். கோவை ஜவுளிக் கடைகளும், பாத்திரக் கடைகளும் 'காலி' ஆகிக்கொண்டிருந்தன! ஆயிரக்கணக்கான தொழிலாளிகள், ஆண்கள் பெண்கள் படை எடுத்தால் 'ஸ்டாக்கு'கள் தீராமல் என்ன செய்யும்? ஒருவர் வாங்கியதை இன்னொருவர் பார்க்கக்கூட நேரமில்லை. கூட்டம், நெரிசல்–அத்துடன் 'சுடச்சுட'ப் பிரியாணி 'குளோஸ்' ஆகிவிடுமே என்று ஓட்டல்களை நோக்கி முற்றுகை இடுவதில் அவர்கள் முனைந்திருந்தார்கள். அவர்களோடு எப்போதும்போல பொது மக்கள் கூட்டம் – அதுவும் தீபாவளிக் கும்பலும் சேர்ந்து கொண் டால் தெருக்களுக்கே புத்தழகு உண்டாகிவிடுகிறது போலும்!

"என்னமோ சொன்னாயே அண்ணா?" என்றான் கருப்பண்ணன் வீட்டிற்கு வந்த பிறகு – சாவகாசமாக குதிரை வண்டியிலிருந்து சாமான்களை இறக்கி வைத்துக்கொண்டே.

நாச்சப்பனுக்கு ஞாபகம் இருக்கிறதா? சொன்னதை மறந்து விட்டான். வண்டிக்காளைக்கு 'தீவனம்' வைத்து எவ்வளவு நேரமாச்சு என்று தூக்கத்தில் எழுப்பிக் கேட்டால்கூடச் சட்டென்று பதில் சொல்லி விடுவான். இப்போது அந்தக் காளைகூட மெள்ள மெள்ள நினைவுத்திரையிலிருந்து மங்கிக்கொண்டு வருகிறது. காளையில்லாத, வண்டியில்லாத, ஏன் பாதையும் இல்லாத அந்த ஒரு வழியிலே அவன் பிரயாணம் செய்துகொண்டிருந்தான். 'தலைக்கயிறு' கையில் இருக்கிறதா? இல்லை. அதுவும் நழுவி

விட்டதா? என்னவோ தட்டுப்படுகிறதே! உள்ளங்கையைப் பார்க்கிறான். வறப்புகையிலை! 'எதுவாக' மடக்கி வாயில் திணித்துக் கொண்டே ஒரு 'உம்'கொட்டி "என்னப்பா சொன்னே?" என்றான். கருப்பண்ணனும் மாரக்காளும் அண்டாவையும் நாற்காலியையும் இடம்மாற்றிப் போட்டுக் கொண்டிருந்தார்கள். இரண்டும் புதிது! அண்டா வேண்டியதுதான். 'இந்த மேசை எதுக்கு?' என்று நாச்சப்பன் யோசித்துக் கொண்டிருந்தான். அவனுக்கு எல்லாமே 'மேசை'தான்! வித்தியாசம் தெரிந்தாலும் இந்தப் பேர்கள் மறந்து மறந்து போய் விடுகிறது!

மலைக்காட்டில் பாறைக்குப் பாறை குதித்து விழும் சிற்றாற்றுப் பெருக்கைப்போல் குஞ்சாள் சிரிப்பும் குதிப்புமாய்ப் பொருட்களை அடுக்கிக்கொண்டிருந்தாள். அவளுக்கு மெதுவாக எந்தக் காரியத்தைச் செய்தும் பழக்கமில்லை. அவசரத்தில் 'தட்டுக் கெட்டும்' எதையும் செய்துவிட மாட்டாள். "புள்ளைனா இப்படித்தா இருக்கோணும்" என்பது நாச்சப்பனின் நினைப்பும்கூட.

கிட்டப்பன் புதுக் கடிகாரத்தைக் கட்டுவதும் அவிழ்ப்பதும்— திரும்ப எடுத்துப் பார்ப்பதும் 'ஸ்ட்ரேப்' நல்லா இருக்குமா? 'செயின்' நல்லா இருக்குமா? என்ற ஆராய்ச்சிக்குள்ளேயே மூழ்கி இருந்தான்.

மாராக்காளுக்கும் 'போதும் போதும்' என்று ஆகிவிட்டது சாமான்களை ஒழுங்குபடுத்துவதிலேயே! "மிச்சத்தை வாசல்லே வெச்சற வேண்டியதுதான்" என்றாள். அவளுடன் 'கூடமாட' எடுத்துப் போட்டுக் கொண்டிருந்த கருப்பண்ணன், ஒரு வெற்றிலை பாக்குத் தட்டத்தை ஸ்டோரில் வேலை பார்க்கும் மாணிக்கத்திடம் காட்டிக் கொண்டிருந்தான். மாணிக்கம் தன் பெயரைத் தட்ட வட்டத்தில் பதித்திருந்தான். கருப்பண்ணனும் தன் பெயரையும் பொறித்தால் நன்றாக இருக்குமே என்று எண்ணினான். 'சரி, யார் பேரைப் போடச் சொல்வது?' இந்தக் கேள்வி அவனுள் ஒரு கணம் தான் மின்னிற்று "ஏன்? அண்ணன் பேரை எழுதச் சொன்னாப் போச்சு! நாச்சப்பன்தானே நம்ம குடும்பத்துக்கு இப்போ தலைவன்."

ஐந்துபேரைக் கொண்ட அந்த மூன்று குடும்பத்திற்கும் ஏகத் தலைவன் நாச்சப்பன்தான்! சந்தேகமில்லை. மழைக்கு ஒண்டிய ஐவரைப் போலத்தான் அந்தச் சேர்க்கையை நாச்சப்பன் கருதினான். ஏன்? அவனுக்குத் தெரிந்தும் தெரியாமலுமிருந்த விசித்திரமான அவ்வுண்மைகள் திடமனதுடன் புக அவன் துணியவில்லை. காரணம், மகன் கிட்டப்பன்தான்! மகனுக்கு சிங்கநல்லூர்

வாழ்க்கை பிடித்திருக்கிறது! அதிலே இரண்டறக் கலந்துவிட்டான். நேரா ராஜபாட்டையிலே புதல்வன் சென்று கொண்டிருப்பதாகத் தோன்றுகிறது! எத்தனை வருஷங்கள்? நூறு நூறுகளாக இந்த ஜென்மத்தில் கண்ணால் காண்போம் என்று அவன் எண்ணி இருப்பானா? பின்னே என்ன சஞ்சலம்? உள்ளம் தத்தளித்து தவிக்கக் காரணம் என்ன? தனக்கு முன்னால் பரப்பப்பட்டிருக்கும் சாமான்களை ஒரு தடவை பார்க்கிறான். அடேயப்பா!

இவர்கள் வீட்டில் மாத்திரமா வண்டி வண்டியாக பொருட்கள் குவிகின்றன? மற்ற தொழிலாளர்கள் வீடுகளும்தான் நிறைந்திருக்கின்றன! ஆனால் ஆட்டுமந்தைக் கூட்டம்போல் அவ்வளவு பேரும் அந்தச் சின்னஞ்சிறு வீடுகளில் எப்படி வசிக்கிறார்கள்! வீடா அவை? சாக்கடை வாசலிலே வழிகிறது! கொசுக்கள் 'கொத்துக் கொத்தாக'க் காய்த்துத் தொங்குகிறதோ? புகை நாற்றமும் மாராம் பாளையம் மாயக்குயவனால் சூளைக் குண்டத்திலிருந்து எழுவது மாதிரியேதான் அடுப்புப் புகையோடு பீடிப்புகை மண்டலங்கள். வெற்றிலை எச்சிலைச் சற்றுத் தள்ளித் துப்பினால் என்ன? வாசலிலிருந்து திண்ணைவரை 'சாரைசாரை'யாக கோடுகிழித்துக் கோலம் போட்டுக் காட்டிக் கொண்டிருக்கிறதே! சை! நெருக்க மிண்ணா நெருக்கமா! மாரத்தா எந்தச் சாமி கிருபையோ நம்ம ஊடு நல்ல இடத்திலே கெடைச்சுப் போச்சு! நாங்க இருந்த வேப்பமரத்தை உட்டிட்டு வாரனேன்னு கருக்கடைதான். ஆனா இங்கே காட்டுக்குள்ற சின்னதா இருந்தாலும் முன்னுக்க இந்தக் காலை ஒண்ணு வாச்சது என்ன உக்காந்திருக்கச் சொல்லுது" என்பான்.

"அண்ணா, உண்ணி இதெல்லாம் இடிச்சிட்டு சின்னச்சின்ன 'லைன்' ஊடாக் கட்டறாங்களாம்."

"நாசமாப் போச்சு!"

"ஏண்ணா சாபம் குடுக்கறீங்க?"

"எங்காச்சும் போயிக் கட்டித்தொலைச்சா என்னாத்தா?"

"மில்லுக பக்கத்திலே இருக்கது பாரு அண்ணா! சனங்க அப்படி உளுகுது அண்ணா. எங்கெங்கிருந்தோ வாராங்க. தண்ணி இங்கே சிக்குதா? உப்புத் தண்ணிதான். நம்ம ஊட்டுக்கு கிட்டுச்சாமி சைக்கிளே கொடத்தைக் கட்டிட்டுப் போயி, எங்கிருந்து கொண்டாருது தெரியுமாண்ணா?"

"ஆமாமாம், சொன்னாஞ்சாமி"

நாச்சப்பனுக்குப் பேச்சுத் துணைக்கு மாரக்காள் இருப்பதால் அவன் 'விருமாத்தி புடிச்சாப்பலே' அடிக்கடி அவன் சொல்லும் வார்த்தை – உட்கார்ந்திருக்க வேண்டியதில்லை. இருப்பினும் அன்றைக்கு ஒரு கிழவி – அந்தப் பாட்டியும் பத்துவீடு தள்ளி குடியிருப்பவள்தான் – நாச்சப்பனிடம் கேட்ட கேள்வி அவனைத் தனியாக இருக்கும்போது சிரிக்கச் செய்தது.

"ஏனுங்க ஐயா எங்கியும் போகலீங்களா?" என்றாள் பாட்டி.

"கோயில் கொளம் போலாம்ணா இண்ணைக்கு நாளைக் கிண்ணே பையன் சொல்லிக்கிட்டு இருக்கறான். கருப்பண்ண னுக்கும் நிக்க நேரமில்லே. மில்லு உட்டா சங்கம். சங்கம் உட்டா– தெக்கே வடக்கீன்னு போயிர்ரானே! மாரக்கா பொளப்புதா உங்களுக்கே தெரியும். அவ மில் வேலைக்குப் போவாளா, சோறு தண்ணி ஆக்குவாளா? பொளுதோட சித்தெ நேரம் 'சிவனே'ன்னு உக்காரர்ராள்ளே–அப்பத்தான் மலைகிலைக்குப் போலாம்னு பேசு வோம். நாங்க போனா உங்களையும் கூட்டிக்கிட்டு போறோம் ஆத்தா" என்றான். யதார்த்தமாக பேசிக்கொண்டிருந்தான் நாச்சப்பன். அவனால் 'ஆத்தா' என்றும் 'சாமி' என்றும் செல்லச் சொல் போடாமல் பேசவே முடியாது. அது அவனுடைய பழக்கம்.

பாட்டியின் முகத்தில் பிரகாசம்! அந்தப் பிரகாசத்தை வார்த் தையில் வடிந்தால் – 'யாரப்பா இது! காடு, குகை, வன வனாந்த ரத்திலிருந்து தப்பி வந்த ஆள் போலிருக்கிறதே!' என்று அர்த்தப் படும்.

"ஏனுங்கய்யா! நல்ல நல்ல படமா ஓடிக்கிட்டு இருக்குதே! ஏதாச்சும் சினிமாவுக்குப் போய்ட்டு வாங்களே" என்றாள் நிதான மாக.

"நானா? சினிமாவுக்கா?" என்றான் நாச்சப்பன். அவன் வாய் அடைத்து விட்டது! வேறு யாராவது அப்படிச் சொல்லியிருந்தால் 'விக்'கிட்டிருக்க மாட்டான்! பூங்கிழவி அவள், பூப்போல அரிய யோசனை கூறுகிறாளே!

தன்னைச் சுற்றிலும் அடிபடும் பேச்சுகளும் காட்சிகளும் அவன் நெஞ்சில் முட்டி மோதிக்கொண்டுதான் இருக்கின்றன. போட்டி போட்டுக்கொண்டு அவர்கள் படம் பார்க்கப் போகிறார் கள். கைக்குழந்தை 'அழ, அழ'த் தாய்மார்கள் கடும்வெயிலிலும் கோவைக்கு கிளம்பி விடுகிறார்கள்! பெரியவர்கள் நோய்நொடியில் வீட்டில் விழுந்து கிடந்தாலும் அக்கறை இல்லை. 'மருந்து

குடுத்திருக்கிறோம். நாங்க கிட்டயிருந்து மருத்துவம் புகுத்தாட்டி என்ன?' என்று வெளிப்படையாகச் சொல்கிறார்கள். இதைவிட வினோதமானது கரும்புக்கடைக்குப் பக்கத்துச் சந்தில் சென்ற வாரம் ஒரு வயோதிகன் இறந்து போனான். அவனுடைய பெண்கள், குழந்தை குட்டிகளுடன் தந்தையின் இழவுக்கு வந்திருந்தார்கள். அவர்களில் இரு பெண்கள், அடக்கம் செய்த அன்றே–அன்று இரவே படம் பார்க்கச் சென்றார்கள். கருப் பண்ணன்தான் பார்த்து விட்டு வந்து சொன்னான். "அண்ணா, சினிமாவுன்னா பச்சைமா மாதிரி அண்ணா! உனக்குதா அது கசக்குது?' என்று கூறிச் சிரித்தான்.

நாச்சப்பனுக்கு இன்னொரு காட்சி புரியவேயில்லை. திடீர் திடீரென்று நூற்றுக்கணக்கில் சைக்கிள் ஊர்வலம் புறப்பட்டுவிடும். கிட்டானும் சைக்கிளில் கொடி கட்டிக்கொண்டு கிளம்புகிறான். அவர்கள் கோஷிக்கிறார்கள். என்ன கோஷமோ? அர்த்தமாவதே இல்லை. 'அந்த மில்லில் ஸ்டிரைக், இந்த மில்லில் ஸ்டிரைக்' என்கிறார்கள். 'போராட்டம், எல்லாம் பெரிய போராட்டம்!', 'சங்கத் தலைவர்கள் பேசுகிறார்கள் இன்றைக்கு' என்று குஞ்சாள் கூடச் சொல்கிறாள். சில சமயம், 'அம்மாளும் கூட்டத்துக்குப் போயிருக்குது!' என்கிறாள். மாரக்காள் கூட்டத்திற்குப் போய் என்ன செய்வாள்? எத்தனையோ பெண் தொழிலாளிகளும் வருகிறார்களே! 'இதென்னடா கூத்து!' என்று நாச்சப்பன் தன்னையே கேட்டுக்கொள்வான். மற்றும் பல சந்தர்ப்பங்களில் அடிதடி கலகம்! கொலைகள் கூட! 'ஐயோ ராமா!' என்று அவன் மனம் துணுக்குறுகிறது.

"எங்கடா தம்பி இத்தனை நேரமாகப் போயிருந்தே?" என்று மகனிடம் கேட்கிறான்.

"எங்க சங்கத்திலே ராத்திரி பூரா கூட்டம்! வேலைநிறுத்தம் பண்ணலாமான்னு ஆலோசிக்கறாங்க!" என்று சொல்லிக் கொண்டே வேகமாக அவன் புறப்பட்டான்.

"அப்படீன்னா கருப்பண்ணனும் அங்கேதா போயிருக்குதா? ஆளையே காணோமேடா தம்பி."

"இல்லை அப்பா! அவுங்க சங்கத்திலே வேலை நிறுத்தத்த எப்படி ஒடைக்கிறதின்னு ஆலோசனை நடத்தறாங்களாம்."

நாச்சப்பனுக்கு விளங்குவதில்லை. "ஏண்டா நீங்க ரண்டுபேரும் ஒரே சங்கத்துக்காரருக இல்லையா?"

“யாரப்பா சொன்னது? நா வேறே! அவரு வேறே சங்கம்.”

நாச்சப்பனுக்கு அது அவ்வளவு நல்லதாகப் படவில்லை.

‘எல்லாரும் ஒரு வீட்டிலே ஒண்ணாத்தான்டா இருக்கறோம்’ என்று ஏதோ கூற முயல்கிறான். ஆனால் பையன் அதற்குள் வெகுதூரம் சென்றுவிடுகிறான்.

* * * *

பத்து நாட்களாகக் கருப்பண்ணன் வீட்டுப் பக்கமே வர வில்லை. சிங்கநல்லூரில்தான் இருக்கிறானா அல்லது வெளியூர் சென்று விட்டானா? வெளியூர் போவதாக இருந்தால் சொல்லி யிருப்பானே? ஒரு நேரம் சாப்பிட வராவிட்டால்கூட யாரிடமாவது தகவல் சொல்லி விடக்கூடியவன் பத்து நாளாக கண்ணிலேயே தென்படவில்லையென்றால் என்னவென்று நினைப்பது.

“எனக்கு ஒண்ணுமே புடிபட மாட்டீங்கிது மாரக்கா” என்றான் நாச்சப்பன்.

மாரக்காளுக்கும் சரியான எந்தப் பதிலைச் சொல்வதென்று ஒன்றும் தோன்றவில்லை. கருப்பண்ணன் போகுமிடங்கள் சங்கம், முத்துசாமி டீக்கடை, தென்னமரத் தோட்டம், வீரப்பன் பாய்க் கடை – எல்லா இடமுந்தான் பார்த்தாயிற்று, தேடியாச்சு, ஒன்றும் பயனில்லை. யாரைக் கேட்டாலும், ‘நா பாக்கவே இல்லை’ என்கிறார்கள். குஞ்சாளும் விசாரித்துச் சலித்துவிட்டாள். கிட்டப் பனைக் கேட்டால், “சங்கத்துக்காரரோடு எங்காச்சும் போயிருப் பாரு” என்கிறான்.

“நீ என்னடா சுத்த வெளையாட்டுப் பையனா இருக்கறயே!” என்று தன் மகனை நாச்சப்பன் கடிந்துகொண்டான்.

“என்னை என்னப்பா பண்ணச் சொல்றே?”

“செர்த்தான் போ. ஆளுத்தான் குருதாட்ட வளர்ந்திட்டே! போய்ப் பார்ரா எங்காச்சும்?”

நாச்சப்பனுக்கு அசாத்தியக் கோபம்.

“அவரு என்ன கோழிக்குஞ்சா பருந்து தூக்கிட்டுப் போற துக்கு? இல்லே, புள்ளைபுடிக்கிறவன் எவனாச்சும் புடிச்சிட்டுப் போயிருப்பானா?” என்று அவன் ‘விடுவிடு’வென்று நடக்கிறான். அக்கரை இல்லாதவனைப் போல!

“வெகுநேர்த்தி!” அதற்குமேல் நாச்சப்பனுக்குப் பேசத் தோன்ற வில்லை. மாரக்காள் எல்லாவற்றையும் கேட்டுக்கொண்டிருந்தாள்.

அவளுக்குப் பல விஷயங்கள் தெரியும். எதை எந்த அளவுக்குச் சொல்லலாம் என்பதில்தான் அவளுக்குக் குழப்பம்!

கருப்பண்ணன் ‘காணாமல் போய்’விடுகிற ஆசாமி அல்ல. ‘கண்ணாமூச்சி’ விளையாட்டு காட்டுகிறவனும் இல்லை! நெஞ்சுரம் கொண்டவன். தப்பித்துக்கொண்டு ஓடும் பேர்வழிகளுக்கும் அவனுக்கும் தொலைதூரம்!

கருப்பண்ண மேஸ்திரி பெயருக்குச் சங்கத்திலே, தலை வரிடத்திலே, காரியதரிசியிடமும் கூடத்தான் தனிமதிப்பு! “கருப் பண்ணனே ஒரு பிரச்சினை! அவரை எந்தப் பிரச்சினை என்ன செய்துவிடும்?” என்று எவரையும் நம்பாத காரியதரிசியே மனமாரப் பாராட்டுவார்.

பைபிளிலே ஒரு பாதிரியாரைப் பற்றி அழகான கதை. கடவுளே நேரில் வந்து குறுக்கிட்டாலும் தம்முடைய கடமையி லிருந்து அவர் தவற மாட்டார். ஏழை எளியவர்களுக்கு பகல் பன்னிரண்டு மணிக்கு உணவளிக்கச் செல்வது அவர் வழக்கம். ஆண்டவன் சோதிக்க எண்ணினான். ஒருநாள் பாதிரியாருடைய அறைக்கு விஜயம் செய்தார். அப்போது மணி பதினொன்று. கடவுளிடம் பேசிக்கொண்டிருந்தார். பேச்சுக் கொடுத்துக் கொண்டே, நேரத்தை ஓட்டினார். ஆச்சு, மணி பன்னிரண்டு அடித்தது பாதிரியார் எழுந்துவிட்டார். தம் கடமையை நிறைவேற்ற அவர் சென்றுவிட்டார். ஈசனாரின் குறுக்கீடு அவரை ஏதும் செய்ய வில்லை. உணவளித்துக் கொண்டிருக்கும்போது அவர் கிலேச முற்றார். “அடடா! ஆண்டவர் என்ன நினைத்துக் கொள்வாரோ? பாதிப் பேச்சிலேயே எழுந்து வந்துவிட்டேனே!” என்று மிக வருந்தினார்! ஆனால் ஆச்சர்யம்! திரும்பிப் போன போது எம்பெருமான் புன்னகை பூக்க அறையிலேயே பாதிரியாரை வரவேற்கக் காத்திருந்தார்!

ஆம், அப்படித்தான்! கருப்பண்ணனுக்குக் கடமைதான் பெரிது! எத்தனை எத்தனையோ போராட்டங்கள், ‘தலைவர் உயிருக்கு ஆபத்து! காரியதரிசியை தீர்த்துக் கட்டிவிடுவார்கள்!’ என்று பல சந்தர்ப்பங்களில் பேச்சு அடிபடும்! தொழிலாளர் களுக்குப் பாடுபடுகிறவர்கள் தங்கள் உயிரை அற்பமாக மதிக்க வேண்டியவர்கள்தான். ‘முதலில் என் தலை - பிறகுதான் ‘கை’ அவர்கள் மேல் படவேண்டும்’ என்று காரியத்திலேயே காட்டி இருக்கிறான். இந்தப் பத்து வருஷங்களில் அவன் தேகத்தில் எத்தனையோ தழும்புகள். ஆனால் உள்ளத்திலே ஒரு வடுகூட உண்டானதில்லை!

“மாப்பிள்ளையை ஊட்டிலியே வெச்சுக்கிட்டுச் சோறு போடறா!” என்று எவளோ ஒருத்தி சொன்னாளாம்.

“எந்த மாப்பிளே! சின்ன மாப்பிள்ளையா? பெரிய மாப் பிள்ளையா?” என்று இன்னொருத்தி கேலி செய்தாளாம். இந்த கேலியும் கிண்டலும் காதில் விழுந்தாலும் கருப்பண்ணனோ மாரக்காளோ பொருட்படுத்துக்கிறவர்கள் அல்ல. அப்பேர்ப்பட்ட உறுதி படைத்தவன் எங்கே போய்விட்டான்?

சென்ற வாரமே சேர்ந்தாற்போல இரண்டுநாள் அவன் வாராமல் போகவே மாரக்காளுக்குக் ‘குடைச்சல்’ கண்டது. முதலில் திடுக்கிட்டுப் போனவள் அவள்தான். அந்த ‘அரிப்பை’த் தாங்க மாட்டாது மாஸ்டர் சிங்காரம் பிள்ளையிடமே சென்று கேட்டுவிட்டாள். சிங்காரம் பிள்ளையிடம் நேருக்கு நேராக நின்று பேசுவது சாமான்ய காரியமா? பெரிய மேஸ்திரியும், பெரிய மேஸ்திரி அம்மாளும் கூடச் சற்று எட்டிக் குழைந்து ரொம்ப மரியாதையுடனே எதையும் கேட்பார்கள். ஆனால் மாரக்காள் அவருடைய முதல் மனைவியின் அன்பைப் பெற்றதிலிருந்து அவரிடம் இவள் செல்லக்குழந்தை ஆகிவிட்டாள்.

7

மாஸ்டருக்கு அவளைக் கண்டதும் சிரிப்பு, கோபம், சந்தோஷம் எல்லாமே வந்துவிட்டது. உணர்ச்சிகள் புயலடித்தன அவர் பேச்சில். "எனக்குத் தெரியுமே, எங்கிட்ட கருப்பண்ணன் எங்கேன்னு கேக்க வருவேன்னு எதிர்பார்த்துக்கிட்டுத்தா இருந்தேன். என்ன இருந்தாலும் உன் சின்ன மாப்பிள்ளையை – அந்தப் பொடிப்பயலை ஏவி இவ்வளவு தூரத்துக்கு மேஸ்திரியை 'லேவிடி' பண்ணப்படாது! அட சும்மா இரு! கிட்டான் அதுக்குள்ளேயே மாப்பிள்ளையா வந்தாச்சான்னு கேப்பே! எங்கிட்டே யாரும் எதையும் ஒளிச்சு மறைச்சு மூடிவைக்க முடியாது! சங்கத்துக்காரரு – ரெண்டு சங்கத்து ஆளுகளையும் சொல்றேன். அவுங்க தலைவர்க, காரியதரிசிக, மில்லு மொதலாளிதா ஆகட்டுமே! எப்படி நடந்துக்கறாங்க? நீயும்தா பாக்கறயே! இத்தனை ஆளுகளையும் கட்டி மேய்க்கவாண்டாமா?" என்று சொல்லி நிறுத்தினார் மாஸ்டர் சிங்காரம்பிள்ளை, வெற்றி வீரனைப் போல.

அவள் தலையை அசைத்தாள். 'ஆம்' என்பதில் அணுவளவும் சந்தேகமே கிடையாது. புதிதாக வேலைக்குச் சேர்ந்து, ஆள் சம்பளம் வாங்கியவுடன் தனியாக மாஸ்டரைச் சந்தித்தே ஆகவேண்டும்! தீபாவளிக்கு கூட்டு அபராதம் மாதிரி மொத்தமாக ஒரு கணிசமான தொகை அவரை வந்தடைந்துவிடும். அது மாமூல்! அன்புடன் அளிக்கும் பரிசு அல்லவா அது?

மாஸ்டர் தொடர்ந்தார். "என்ன மாரக்கா! உம் மொகத்துக்காக அந்த வாண்டு' கிட்டானை நான் ஒண்ணுமே சொல்றதில்லை. கருப்பண்ணன் அவனுக்காக என்னென்ன செஞ்சிருக்கான் என்பதை கிட்டான் ஊட்டிலே சொன்னானோ என்னமோ! அவுங்க அப்பனுக்குக் கூட அதெல்லாம் தெரிஞ்சிருக்காது. இங்கே அறியாப் பையனாக வந்தான். இப்போ ஆளாகிவிட்டான்! வயசிலும்தான். வேலையிலும்தான்! பஞ்சு எடை போடறதிலே

கொஞ்சநாள் இருந்தான். ‘தறி உடறேன்’ என்றான். ‘சரிடா ராஜா’ன்னு அதிலேயும் போட்டேன். கிட்டானும் சூட்டிப்பு. துடிப்பயல்! மணிமணியா வேலையுஞ் செய்வான். ‘ஸ்டோர்லே போடுங்க’ன்னு கேட்டான். மறுபடி என்ன ஆச்சு? இப்ப நீயே சொல்லு மாரக்கா? டைம்கீப்பர்! அவனுக்கு டைம் ஆபீசிலே வேலைங்கறது தெரியுமில்லோ?” என்று நிறுத்தி நெஞ்சையும் நிமிர்த்தி உட்கார்ந்தார். அவருக்குப் ‘பரந்த’ நெஞ்சு! அப்பப்பா! கடப்பைக் கல் தோற்றுவிடும்!

மாரக்காள் மௌனமாக நின்றுகொண்டிருந்தாள். ‘கருப்பண்ணன் போயிருக்கும் இடம் மாஸ்டருக்குத் தெரிந்திருக்கிறது’ என்ற நம்பிக்கை ஊர்ஜிதமாகிவிட்டது.

“வருவாம் போ! வெள்ளியங்கிரியிலிருந்து வாரபோது எல்லாத்தையும் போல கையிலே ரெண்டு பச்சை மூங்கில் குச்சியும் கொண்டாருவான். அந்தத் ‘தடி’யைப் புடுங்கிட்டு நாலு சாத்துச் சாத்து! அப்பறம் சொல்லாமே கொள்ளாமே எங்கியும் போகவே மாட்டான்!”

அப்பாடி! அவளுக்கு உயிர் வந்தது! வீடு திரும்புகையில் கலக்கமும் குழப்பமும் அவளிடமிருந்து பறந்துவிட்டது! ஆயினும் அப்பாவி நாச்சப்பனின் ஏக்கப் பெருமூச்சை அவளால் நீக்கக் கூடாமல் இருந்தாள். ஏன்? வெள்ளியங்கிரிக்குச் சென்றவன் திரும்பிவரத்தான் போகிறான். வெள்ளியங்கிரிக்குச் செல்லும் ‘சீசன்’ அது. பங்குனி சித்திரையில்தான் கையில பச்சை மூங்கில் கம்புடன் போய்வருகிறவர்களைத் திண்ணையில் உட்கார்ந்துகொண்டு நாச்சப்பனும் பார்த்துக்கொண்டுதான் இருக்கிறான். மற்றவர்கள் இரண்டு நாளில் திரும்பி விடுகிறார்கள். அந்த மலையில், மலைக்காட்டில் ஏறி இறங்குவதே ஒரு ஆனந்த அனுபவம். சில டாக்டர்கள் கூட ஒரு பத்து நாளைக்குக் ‘கூடாரம்’ போட்டுக் கொண்டு முகாம் இடுவதுண்டு. கருப்பண்ணனும் தோழர்களுடன் ஏழெட்டு நாள் அலைந்து திரிந்துவிட்டு வரலாம். ஆனால் நேராக வீட்டிற்கே அவன் வந்துசேருவான் என்கின்ற நம்பிக்கை இல்லை அவளுக்கு. கடந்த நாலைந்து மாதங்களாகவே ‘நம்பிக்கைத் தளர்வு’ அவளை ‘நமச்சல்’ எடுக்கச் செய்துகொண்டிருந்தது.

சென்ற மாதம் மில்முதலாளியின் மகளுக்குக் கல்யாணம் நடைபெற்றது. அன்றைக்கு மாரக்காளின் சந்தேகம் வலுவடையும் படியான சம்பவமும் அவள் வீட்டிலேயே வாதம் – எதிர்வாதம் என்ற ரூபத்தில் நடந்து முடிந்தது.

கருப்பண்ணன் கல்யாணக் காரியங்களில் கட்டாயமாக ஈடுபட நேர்ந்தது. பேரூர் தோப்பிலிருந்து வாழை, தென்னை, கமுகு முதலிய மங்கலப் பொருட்கள் சேகரித்துக்கொண்டு வந்து சேர்க்கும் பொறுப்பு அவனுடையது. தோரணங்கள் கட்டுவது, பந்தல் போடுவது – ஏன் ‘பந்தி விசாரணை’ வரை அவன் முன்நின்று பார்க்க வேண்டியதாயிற்று. முதலாளி வீட்டில் ஒரு விசேஷம் என்றால் முக்கியமான மேஸ்திரி கலந்துகொள்வதில் பிழை ஏதும் இல்லை. மாஸ்டரிடம் முதலாளியே, ‘நம்ம கருப்பண்ண மேஸ்திரியை வரச்சொல்லுங்க’ என்று அன்புக் கட்டளை இட்ட பிறகு அதை ஏற்பதில் தவறு கிடையாதுதான். ஆனால் சங்கத்திலும் பொறுப்பாக இருக்கிற ஆள் அப்படியெல்லாம் கலந்து கொண்டால் அது வதந்தியைப் பரப்பும். இல்லாத பொல்லாத பேச்சுக்களைக் கிளப்பிவிடும். முதலாளியின் கையாள், கைக்கூலி, கங்காணி அப்படி இப்படி என்று சொல்லம்புகள் துளைக்கும். அவைகளைத் தூக்கி எறியும் துணிவு பூண்டவன்தான் அவன். சங்கத்திலேயே சென்ற எம்.எல்.ஏ. தேர்தலில் தலைவரும் காரியதரிசியும் எந்த இடத்தில் நிற்பது என்பது மண்டையை உடைக்கும் ‘பிரச்சினை’யாக வளர்ந்துவிட்டது! கருப்பண்ணன் ‘கை’யே ஓங்கி நின்றது. காரியதரிசி தம்முடைய சொந்த ஊரிலும் தலைவர் சிங்கநல்லூரிலும் – தொழிலாளிகளும் நிறைந்த பகுதி – தேர்தலுக்கு நின்றார்கள். காரியதரிசியின் சந்தேகம் பொய்த்து விட்டது. ஏனென்றால் வெற்றி கிட்டியது அவருக்கு! ஆனால் தலைவர் தோற்றுவிட்டார்! தொழிலாளர் மேல் குற்றம் இல்லை. ஓட்டுப் போட்டார்கள்; இன்னொரு சங்கத்தின் தலைவர் எப்படியோ வெற்றி பெற்றுவிட்டார்! வெற்றி வாய்ப்பு அவருக்குக் கிடையாது என்றார்கள் ஆதியில்! இந்தத் தேர்தல் ஆரூடத்தில் எவன் கணக்கும் மெய்யாவதில்லை. பொய்த்துதான் போகிறது. ஆயினும் கருப்பண்ண மேஸ்திரி பேச்சை நம்பி தலைவர் தோற்றார் என்கிற பெயர் மட்டும் அழுத்தமாகப் பதிந்துவிட்டது.

பாவம், கருப்பண்ணன் இந்த விஷயத்தில் ஒரு பாவமும் செய்யவில்லை. உள்ளுக்குள்ளேயே ‘ரகளை’ எதற்கு என்று அவன் அதைத் தவிர்க்கவே தலைவரை இங்கே நிற்கச் சொன்னான். அப்படியே செய்தான். பலன் என்னவோ பூஜ்யம்!

இதிலே இன்னொரு ‘பழி’ பலமாக கருப்பண்ணனைச் சாடிற்று. அது மறைமுகமாக மாற்றுச் சங்கத்தார் வெற்றிபெற கிட்டப்பனைத் தூண்டிவிட்டு காரியத்தைச் சாதித்துக் கொண்டார் கள் என்பதுதான். இப்போது, கிட்டப்பன் இன்னொரு சங்கத்தில் கிளைக்கமிட்டிக்குத் தலைவன். இந்த ஏழெட்டு வருஷங்களில் அவன் வளர்ந்துவிட்டான்! மகத்தான வளர்ச்சி! கருப்பண்ணனோடு

வாதம் செய்து அடக்குகிற அளவுக்கு மகோன்னத வளர்ச்சி அது. அன்றைக்கு அவர்கள் இரண்டு பேரும் பெரிய வாக்குவாதத்தில் இறங்கிவிட்டார்கள். நாச்சப்பன் வெளியேயிருந்து வருகையில் உச்சக்கட்டத்தை இருவரும் அடைந்திருந்தார்கள். "ஏண்டா நீங்க சண்டை போடறீங்களா? சும்மாதா பேசிக்கிறீங்களா? சீ! கழுதை! போடா எந்திருச்சு!" என்று தன் மகனைக் கடிந்து கொண்டான். என்ன, ஏது என்று பாகுபாடு செய்து பார்க்கின்ற பக்குவம் பெற்றிராவிட்டாலும் நாச்சப்பனுக்கு மொத்தத்தில் அது பிடிக்க வில்லை. மாரக்காள் சிரித்துக்கொண்டிருந்தாள். அவள் யார் பக்கமும் சேரவில்லை. சேருவதற்கு என்ன இருக்கிறது?

"அண்ணா! நீங்க ஒரே நெலையா நிக்கறதில்லே! இது நல்லது இல்லீங்க அண்ணா, மொதலாளி ஊட்டு கல்யாணத்தை நடத்தி வெக்கறீங்க! சங்கத் தலைவர் காரியதரிசி 'பிரச்சனை'களில் தலையிடறீங்க! எங்க சங்கத்துக்குப் புத்தி சொல்ல வாரீங்களே, எங்கிட்டே, 'அடே, லகானை இழுத்துப் புடி'ங்கறீங்க. உங்க கட்சி தொழிலாளிகளே என்ன சொல்றாங்க தெரியுமா? கருப்பண்ண மேஸ்திரிக்குக் காலம் அடுத்துக்கிட்டுதுன்னு பேசிக்கறாங்க" கிட்டப்பன் பேசிக்கொண்டிருந்தான்.

கருப்பண்ணனும் மெதுவாகச் சிரித்துக் கொண்டிருந்தான்.

குஞ்சாளும் நாலுந் தெரிந்தவள் போல, "கத்திமுனையிலே நடக்கறது மாதிரிதானுங்களே! தொழிலாளிகளுக்குப் பாடுபடற தின்னா வெளையாட்டு விசயமுங்களா?" என்றாள்.

"அடே, குஞ்சாளுக்கும் 'உலகம்' தெரிந்துவிட்டதே! என்று தனக்குள் கருப்பண்ணன் தீவிரமாக யோசிக்கிறான். அவன் முகம் கருமை கொள்வதைக் காண மாரக்காளுக்கு வருத்தமாக இருக் கிறது. அவள் என்ன செய்வாள்? யாருக்காகப் பரிந்து பேசுவாள்?

இன்றைக்கும் அப்படித்தான். தன் உள்ளக்கிடக்கைகளை உரைக்க அவள் தவித்தாள். அந்தத் தவிப்பு நெஞ்சுக்குள்ளேயே குமைவதும் அடங்குவதுமாக அவளைப் படாதபாடு படுத்தி வைத்தது.

வருஷத்திற்கு ஒருமுறை சொந்த ஊருக்குப் போய்வரா விட்டால் நாச்சப்பன் தலை வெடித்துவிடும்! என்னவோபோல் இருக்கும். சோற்றைப் பிசைந்து மெள்ள எடுத்து தொண்டைக்குள் போடுமுன் – வாய் அருகே 'கவளத்தை' வைத்துக்கொண்டே யோசிப்பான். மாரக்காள் கண்டுகொள்வாள். 'பெரிய மாமனுக்கு– அடக் கெரகமே, அண்ணன் அவிங்களுக்கு ஊர் ஆசை எடுத்திட்

டாப்பலே இருக்குது! பத்து நாளைக்குப் போய்த்தான் இருந்திட்டு வாங்களே' என்பாள்.

நாச்சப்பனுக்கு கீரனூரில் பத்து நாட்கள் பார்க்க வேண்டிய காரியம் என்ன இருக்கிறது? அங்கே யாராவது இவன் வர வில்லையே என்று காத்திருக்கிறார்களா? தடம் பார்த்திருக்கி றார்களா?

யாராவது சிங்கநல்லூரிலே நேரடியாகக் கேள்வி கேட்டால் அந்தக் கேள்விக்கு நேரடியான பதிலை அவனால் சொல்ல இயலாது. 'ஊருசேரிக்குப் போகாமே கட்டிப் போட்டாப்பலே ஒரே எடத்திலே உக்காந்திட்டு இருப்பாங்களா?' என்று வேண்டு மானால் சொல்லலாம். அது மொக்கை அடி. இன்ன இடம் என்று காயத்தைத் தொட்டுக் காட்டுகிற மாதிரி இருக்காது.

நாச்சப்பனை ஏதோ ஒரு சக்தி 'வா வா' என்று இழுத்தது உண்மை. அதிலே அவனுடைய ஆனந்தம் இருந்தது. அப்படி இருப்பதாக மனசுக்குத் தோன்றிற்று.

இந்தத் தடவை நிஜமாகவே பதினைந்து நாள் கீரனூரில் தங்கிவிட்டான். எல்லா வீடும் சொந்த வீடாக இருக்கும்போது 'இன்னார்' வீட்டில் தங்கினான் என்றில்லை! சாமத் தோட்டத்து ராக்கப்பன் கூட, "என்ன நாச்சு, நீ போனதிலிருந்து எனக்கு கை ஒடிஞ்சாப்பலே போச்சப்பா! 'விசு'க்கினு ஊத்துக்குளிச் சந்தைக்கு வண்டிகட்டுன்னு சொல்லலாம். ராவிக்குக்கலாம். ரண்டு சாக்குப்பை கத்திரிக்காயைப் பறிச்சுப் போட்டாலும் பயணம் கட்டிடுவேன். இப்ப என்ன சாமி பண்ணட்டும்? வாடகை வண்டி நம் பக்கத்திலே சட்டுப் புட்டுன்னு சிக்கிருமா? சும்மாடு கூட்டி தலையிலே வெச்சுக்கிட்டுப் போக வேண்டியதுதான்" என்று அழமாட்டாக் குறையாகச் சொல்லிவிட்டு, "ராத்திரிப் படுக்கறதுக்கு சாளைக்கு வந்தர்ரதுதானப்பா. 'குளுகுளு'ன்னு புது ஓலைத் தடுக்குப் பின்னிப் போட்டிருக்கறேன். வெடியவெடியப் பேசிக்கிட்டு இருக்கலாம், வாப்பா" என்று பிரியமுடன் கூட்டிப் போனான். ராக்கப்பனுக்குத் தன் தோழனைக் கண்டதில் அத்தனை திருப்தி.

சுப்புரத்தினத்தைச் சும்மா சொல்லக் கூடாது. பழைய வண்டிக்காரன் என்று இளக்காரமோ, கையில் கொஞ்சம் 'பசை' சேர்ந்திருக்கிறதென்பதற்கு போலி உபசாரமோ செய்யாமல், 'ஓரம்பரைக்காரன், என்ன இருந்தாலும் உள்ளூர்க்காரன், இங்கே நெருக்கமான சொந்தம் இல்லையே' என்று அங்கலாய்ப்பு அவனுக்கு வரக்கூடாதென்றே அப்படி இங்கிதம் சொரிந்தான். பாய் விரிப்பதற்குப் பதில் மெத்தை எடுத்து விரித்தான். ஆட்டங்

கண்ட பல்லுக்கு மேலும் அவஸ்தை தராமல், "நாச்சப்பண்ணா! வெத்தலையை நல்லாத்தான் கொட்டீருக்கறேன். கிட்டத்திலே கொட்டானும் வெச்சிருக்கறேன். நம்ம காட்டுத்தளைப் பொய்யிலை வறண்டதா இருக்குதண்ணே" என்று அன்பைக் குழைத்தான்.

அந்தக் கணத்தில்—அப்படி ஊர்க்காரர்கள் இன்பத் தாலாட்டில் நாச்சப்பனைக் கண்ணுறங்க வைத்த காலை அவன் மனத்திற்குள்ளே சிறு குரல் தேம்பும்; 'நீதான் ஊரைவிட்டே போயிட்டயே! போன தோடு பையனையும் கூட்டிக்கிட்டுப் போயிட்டயே! என்ன கல் நெஞ்சுக்காரனப்பா நீ!'

நாச்சப்பன் சவுக்கடி பட்ட மாதிரி திடுக்கிட்டு சுற்றிலும் பார்க்கிறான். தனாத்தா—தூரத்து உறவுக்காரி பக்கத்தில் அமர்ந்து அவனுடைய முழங்காலைத் தொட்டுப் பார்க்கிறாள். கெண்டைக் காலைப் பிடித்து "எலும்பு முறிவு இங்கியா மாமா? அட பகவானே? தழும்புகூடப் பெரிசாத் தெரியுது மாமா?" என்று தடவிவிட்டுக் கொண்டிருக்கிறாள். பேச்சோடு பேச்சாக, "நம்ம கிட்டுச்சாமிக்குப் பொண்ணுக்கின்னு பாத்திருக்கீங்களா மாமா?" என்று வினவுகிறாள். அவளுடைய கரிய விழிகள் நாச்சப்பன் முகத்தை அளக்கின்றன. அளந்தபடி இருக்கின்றன.

"உங்கிட்டே எல்லாம் சொல்லாமே நா எங்கிருந்து பாக்கப் போறேன்?" நாச்சப்பன் இதமாக, கனிவாகப் பேசுகிறான். அப்படித் தானே அந்தச் சமயத்தில் அவனால் பேச முடியும்.

"எங்ககிட்டே என்ன தோட்டமா காடா? என்னமோ தேங்காய் வேவாரம் பத்து பவுன் நகை போடலாம். அதுக்கு மேலே கேட்டா, அங்கியே மில்லு மொதலாளியோ, என்னங்க மாமா எனக்கு வாயிலே கூட நொழய மாட்டீங்குது! எந்தெந்த மொதலாளிகளோ இருக்கறாங்களாம். அண்ணைக்கு கருப்பண்ணங் கூட வந்திருந்தது. உம் – மாமங்கிட்டேப் பேசறாப்பலே எல்லாருங்கிட்டேயும் பேச முடியறதா? மாமா! நீங்க என்ன சொன்னாலும் செரி! சமிஞ்ச கொமுரியை ஊட்டிலே வெச்சிக்கிட்டு இருக்கறது மடியிலே நெருப்பைக் கட்டிக்கிட்டு இருக்கறாப்பலே இருக்குதுங்க. நம் கையிலே என்ன இருக்குதுங்க! கெடக்குது போ மாமா! அப்பவும் இல்லாததுக்கும் எங்கியோ ஒரு இல்லாதது பொறந்திருக்காமயா போகுது? எங்க செம்பாளுக்கு எங்கியோ மாப்பிளே மிந்தியே பொறந்துதானே இருப்பானுங்க? இனிமேலா பொறக்கப் போறான்?"

தனாத்தா பேசிக் கொண்டிருக்கிறாள். நாச்சப்பனின் எண்ணப் பறவை வேகமாகப் பறந்தோடி சிங்கநல்லூர் வீட்டை அடைகிறது. இருட்டா? பரவாயில்லை. மாரக்காள் தூங்குகிறாளா? நல்லது.

கிட்டப்பன்? கிட்டப்பன் எங்கே? குஞ்சாள்? குஞ்சாளையும் காணோமே! கருப்பண்ணன்தான் வெள்ளியங்கிரியை வலம் வந்து கொண்டிருக்கிறான். 'கிட்டப்பன் எங்கேப்பா?' இந்தக் கேள்விக்கு மனப்பறவை என்ன பதில் கூறும்?

தனாத்தாள் மேலும் பேசுகிறாள். அவள் சொல்வதொன்றும் நாச்சப்பன் நெஞ்சில் தைப்பதாயில்லை. அவன் இதயத்தை வாட்டும் 'பிரச்சனை'கள் வேறு!

தனாத்தாளிடம் சொல்லிக்கொண்டோ சொல்லாமலோ மொட்டரப்பாளையம் பாப்பண மச்சான் தோட்டத்துப் புங்கமர நிழலுக்கு நாச்சப்பன் எப்போது வந்து சேர்ந்தான். பாப்பண மச்சான் பேச்சுக்கு ஆள் கிடைத்தால் லேசில் விடமாட்டாரே! எல்லாரிடமும் பேசிக் கொண்டிருப்பவரும் அல்ல அவர். மெது வாகவும் பேசி அறியார். அவர் தொண்டை அப்படி! எட்டுக்காட்டுத் தூரத்திற்குக் கேட்கும் அவரது அடித் தொண்டை, அந்தக் கட்டைத் தொண்டை ஒரே விஷயத்தைச் சுற்றி வந்துகொண்டிருக்கும். பணம் சேர்க்காத ஆள். உதவாக்கரை என்பது அவருடைய திடமான அபிப்ராயம். "என்னுங்க மாமா, மொகமே இப்ப வேற 'களை' காட்டுதே! ரொக்கம் பெரிய பச்சை நோட்டிலே பத்துக்கும் காடு களை வாங்குவீங்களா? கண் காணாத எடத்திலே 'கலசம்' வெச்சு பொளச்சாலும் அதிலே என்ன இருக்குங்க மாமா?"

பாப்பண மச்சான் மத்தியானம் 'கை நனைக்காமல்' விட மாட்டார். எப்போதுமே சாப்பாடு அவர் வீட்டில் தரமாகத்தான் இருக்கும். வெறும் புளியைக் கரைத்து தாளிக்காமல் அவர் சம்சாரம் 'மொளகுசாறு' காய்ச்சினது கை மணக்கும்! வாயும் கூடத்தான்!

'அங்கே என்னுங்க இருக்குது – சிங்கநல்லூரிலே என்னப்பா இருக்குது?' என்று கேள்வி அங்கே போன நாள்தொட்டு நாச்சப்பனை வாட்டி வளவெடுத்துக் கொண்டுதான் இருக்கிறது. அவனுடைய மகனிடம் கேட்டிருந்தால் ஆணித்தரமாகக் கூறி வாயடைக்கச் செய்திருப்பான். 'என்ன இருக்குதா? மொதல்லே – கீரனூருக்கும் ஊத்துக்குளிக்கும் ரோட்டை அளக்க வேண்டிய தில்லை? நாப்பது வருஷம் ஒரு மனுஷன் வண்டி ஓட்டிக்கிட்டே இருந்திட்டு இன்னும் அந்த உத்தியோகத்தைக் கைவிட மாட்டேன்னு சொல்ற ஆளுக–அவுங்க வேரும் வேரடி மண்ணுமே சிங்கநல்லூர் வட்டாரத்திலே கெடையாது. பஞ்சாலைக இருக்குது, தொழில் இருக்குது, பணம் வருதய்யா! பணம்னா கொஞ்ச நஞ்சமா? கடை கண்ணிக, சினிமாக் கொட்டகை, வெளக்கு வெளிச்சமும்– அடேயப்பா–அந்த வெளிச்சத்திலே சிரிப்பும் சந்தோஷமும்

கொட்டிக்கிடக்குதே! இதெல்லாம் இருக்கறது தெரியலியா அப்பா!' மேலும் கிட்டப்பன் தன்னைப் பற்றிக் கூறி இருப்பான். அவைகளை மகன் சொல்லியா அப்பன் தெரிந்துகொள்ள வேண்டும்? அவன் திரும்பி வரும் வரை இருட்டு, காற்று, மழை கொட்டிக் கொண்டிருந்தாலும் சின்னஞ்சிறு வீட்டின் ஒதுக்கில் எங்கோ ஒதுங்கிக் கிடப்பான் கிட்டப்பன். இல்லாவிட்டால் மாரியாத்தா கோயில் திண்ணையிலோ அருணாசலம் சில்லரைக்கடை வாசலிலோ 'தேமே'ன்னு நின்று கொண்டு பேசுகிற பேச்சுகளை—ஒரே ரீதியான பேச்சுகளை கேட்டுக் கேட்டு புளித்துச் சலித்துப்போன பேச்சுகளைக் கேட்ட படி நிற்பான். சில சமயம் சிரிப்பான். மௌனமாக வழி பார்த் திருப்பான். கிழக்கே ராசிபாளையம் மேட்டில் வண்டிச் சத்தம் கேட்டபோதும் அது மேற்கே ஈஸ்வரன் கோயில் முனையிலிருந்து வருவதாகத் திடுக்கிட்டு—ஒரு ஆர்வம் உந்தித்தள்ள அத்திசையில் பார்வையை ஓட்டுவான்—இப்போது கிட்டப்பன் பத்திரிகைகள் படிக்கிறான். மேஜைமேல் கால்மேல் கால் போட்டுக் கொண்டு படிக்கிறான். கட்சிப் பத்திரிகைகள்தான். அவன் கட்சியைப் பற்றி நாச்சப்பனுக்கு ஒன்றும் தெரியாவிட்டாலும் 'சேதி'களைக் காதாரக் கேட்கிறான். முதலில் பத்து இருபது பேர்களுக்கு மத்தியில் அமர்ந்து மர நிழலில் மகனும் செய்திகளைக் கேட்டுக் கொண்டு தான் இருந்தான். ஆசை இருந்தால் எழுத்தைக் கற்றுக் கொள்ள எத்தனை நாள் ஆகும்? அந்த ஆசையே – மில்களுக்கு எதிரிலே சிறுசிறு கூட்டம் போட்டு பிரச்சனைகளை அலசி ஆராய்வதை உன்னிப்பாகக் கவனிக்கும் போது – தன்னுள் மண்டிக்கிடக்கும் பேச்சாற்றலை வளர்க்கிறது. 'மளமள'வென்று பேசிப் பழகியவன். அவனுக்குக் கற்றுக் கொடுப்பதெல்லாம் உரிமையை நிலை நாட்டுவது பற்றித்தான். தன் கட்சியைத் தவிர இதரக் கட்சிகளை கர்ண கடூரமாகத் தாக்க வேண்டியது—அதேசமயம் மறக்காமல் ஆலை முதலாளியின் அட்டூழியத்தை அக்கு அக்காகப் பிட்டு வைக்க வேண்டியது—எல்லாமே கைவந்துவிட்டது கிட்டப்பனுக்கு! அவன் கருப்பண்ணனைப் போல் சொன்னதைச் செய்பவன் அல்ல! சொல்லாததையும் புரிந்துகொண்டு, அறிந்துகொண்டு தானே சுதாவாக இயங்கவும் நினைப்பவன். இவ்வளவு தூரத்திற்கு கிட்டப்பன் வருவான் என்று யார்தான் கற்பனை பண்ணியிருக்க முடியும்.

நாச்சப்பன் கூத்தாண்டிப் பண்டிகைக்கு விருந்தாளியாகப் பையனுடன் மாரக்காள் இல்லம் மிதித்த காலை அவன் மனதில் என்ன உணர்ச்சி நிறைந்திருந்தது? கருப்பண்ணன் கூறிய யோசனைகள் சரியாகவே பட்டன. ஒண்டுக்குடித்தனத்தைக் கலைத்துவிட்டு மாரக்காள் குடும்பத்தோடு ஐக்கியமானதுதான். பேதம் என்பது அப்போது துளிர்க்கவில்லை. இரு குடும்பத்திற்கும் தலைவன்

நாச்சப்பனே, அட, சாறு சோறு ஆக்குவதைக்கூட, 'என்னண்ணா இண்ணைக்குப் பண்ணலாம்?' என்று கேட்டுவிட்டுத்தான் மாரக்காள் செய்கிறாள். ஏன்? பெட்டித் 'தொரப்புக்குச்சி' கூட அவன் இடுப்பில்தான் 'அரவாணக்கவுத்தில்' செருகி இருக்கிறான். ஆத்தாள் சம்பாதிப்பது மகள் சம்பாதிப்பது, தன் பையன் சம்பாதிப்பது அத்துடன் கருப்பண்ணன் சம்பாத்தியமும் நாச்சப்பன் வசம்தானே இருக்கிறது! கருப்பண்ணன் முப்பதுக்கு மேலா கல்யாணம் செய்து கொள்ளப் போகிறான்? சங்கத் தலைவரைப்போல் அவனுக்கும் மணம் நடக்கப் போவதில்லை. விருப்பமே கிடையாது. அவனுக்கு ஒரே வெறி! பாடுபடுவது – சங்கத்திற்குப் பாடுபடுவது. மாரக்காள் என்ன எதிர்பார்த்தாள்? 'புள்ளையை நல்ல எடமாகப் பாத்து நாச்சப்பன் கட்டிக் குடுத்திடுவான். அப்பறம் அவளுக்குக் கவலையே கெடையாது' ஆம், நாச்சப்பனும் முதலில் எண்ணியது அப்படித்தான். ஆனால் இந்த ஆறு ஏழு வருஷங்களில் நாச்சப்பன் எவ்வளவு மாறிவிட்டான்!

* * * *

சிங்கநல்லூர் பஞ்சாலைப் பகுதிகளில் போலிஸ் வேன்கள் பறந்து கொண்டிருந்தன. நிறுத்தப்பட்டிருந்த ஜீப்களில் பெரிய பெரிய அதிகாரிகள். இரும்புத்தொப்பி, துப்பாக்கி, குண்டாந்தடி, ஜவான்கள் – இவை கண்ணில் பட்டாலே, 'மில்கள் இழுத்து மூடியாகிவிட்டது' என்று சொல்லத் தேவையில்லை. போராட்டம் தான். கதவடைப்பைத் தகர்க்க தொழிற்சங்கங்கள் கங்கணம் கட்டிக்கொள்ளும். அதுதானே அவற்றின் வேலைகள்! சமரசப் பேச்சு முறிந்து, சங்கத் தலைவர், காரியதரிசிகள், ஆலை முதலாளிகள், மானேஜர்கள் எல்லோரும் தொழில் அதிகாரியின் தீர்ப்பை நாடியிருந்தார்கள். ஒரு மில்லிலா ஸ்டிரைக்? ஏழெட்டு மில்களில் குனியமுத்தூர், குறிச்சி, கணபதி, துடியலூர் வரை வட்டம் போட்டாற்போல் ஆலைகளில் வேலை நடைபெறவில்லை. எத்தனை எத்தனையோ பிரச்சனைகள், கோரிக்கைகள் – முதலில் சிறு நெருப்பு கருப்பண்ணன் மில்லில்தான் பிடித்தது. சிறிதாகப் பற்றியது பெரு நெருப்பாக மூண்டுவிட்டது!

கிட்டப்பன் சங்கத்தார் இந்தத் தடவை இம்மியளவும் விட்டுக் கொடுப்பதில்லை என்று உறுதி பூண்டுவிட்டனர்.

கருப்பண்ணன் சங்கத்தார் அதற்கு அணுவளவும் சளைத்தவர்கள் அல்ல, 'பார்த்துவிடுவது ஒரு கை!' என்பது அவர்களுடைய பதில் சவால், இதில் விசித்திரம் என்னவென்றால் சங்கங்களுக்கிடையே வளர்ந்து வந்தது போட்டியும் பொறாமையுந்தான்.

தொழிலாளர்கள் நலன் ஒன்றே குறிக்கோள் என்று முதலாளிகளின் அட்டூழியத்தைக் காட்டிக் கொள்வார்கள். அப்பாவித் தொழிலாளிகள் எடுப்பார் கைப்பிள்ளைகள்தான். அவர்கள் சார்ந்திருக்கும் கொள்கைகள் லட்சியங்கள், 'இஸ'ங்கள் இதில் ஆயிரத்தில் ஒன்றையும் அறியார்கள். சங்கங்களும் ஒன்றுடன் ஒன்று ஏன் மோதிக்கொள்ள வேண்டும்? மூன்றாவது சங்கம் ஒன்றும் இருந்தது. அது ஆளுங்கட்சியை அண்டி நிற்பது, இந்த இரண்டு சங்கங்களும் என்ன செய்தாலும் அதற்கு நேர் எதிர்ப்பாகச் செய்வது – அல்லது 'கூடா'மல் ஒதுங்கி நிற்பது. இப்படி ஒரு நூதன முறையைக் கையாண்டது அது!

8

பத்து வருஷங்களுக்குப் பிறகு இப்போது நடைபெற்றுக் கொண்டிருப்பதுதான் என்ன? மூன்று தொழிற்சங்கங்களோடு நான்காவது ஒன்றும் உருவாகிச் செயல்பட்டுக் கொண்டிருக்கிறது. 'ஒரு தொழிலுக்கு ஒரு சங்கம்' என்பது நீதி வாக்கியம் போன்று ஏட்டளவோடு சரி! கடைப்பிடிப்பார் யாரும் இல்லை. நடை முறைக்கும் வரச் சாத்தியக்கூறுகள் கிடையவே கிடையாது. முதலில் கட்சிகள் தொலைய வேண்டும். கட்சி என்று இருக்கும்போது. 'எங்கள் கட்சிச் சங்கம்தான் இருக்கட்டுமே' என்றே அவர்கள் கூறு வார்கள். அரசியலில் பழுத்த, திரு.கிரி போன்றோரே சொல்லிச் சொல்லிப் பார்த்துவிட்டு மௌனமாகி விட்டார்கள்.

சுவாமி விவேகானந்தரை அமெரிக்காவுக்குத் தமிழ்நாடுதான் அனுப்பிவைத்தது என்று பெருமை கொள்வதுபோல் தமிழ்நாட்டில் தான் சென்னை சூளையில் திரு. வாடியா முன்நின்று முதல்முதலில் பஞ்சாலைத் தொழில் யூனியனை நிறுவினார் என்று பூரிப்படை யலாம். அதன் பிறகுதான் ஆமதாபாத்தில் மகாத்மா காந்தி தொழிற்சங்கத்தை அமைத்தார். கிட்டத்தட்ட ஒரு நூறு ஆண்டுகள் ஆனபோதிலும், 1881–இல் 'பாக்டரி' சட்டம் கொண்டு வந்தது முதல் இன்றுவரை எண்ணற்ற மாறுதல்கள் எல்லாம் தொழிலாளர் நலனுக்குத்தான். வேலை நேரத்தை பன்னிரண்டு மணியிலிருந்து எட்டு மணியாகக் குறைத்தும் தொழிலாளர் உலகு இன்று எப்படி இருக்கிறது, மேடையில் அந்த வசதி, இந்த வசதி, இன்ஷுரன்ஸ் பாதுகாப்பு – வைத்திய வசதி – இன்னும் கணக்கற்ற வசதிகள் குறித்து பேசப்படுகிறது. செய்யப்பட்டும் இருக்கின்றன. ஆனால் அவர்கள் பயன்பெற்றது எந்த அளவுக்கு. அது சாரமற்ற பேச்சு! மேலே கதையைக் கவனிக்கலாம். சாரமற்ற 'தலைமை' நீடிக்கும் வரை இப்படித்தான் 'சக்கை'கள் தென்பட்டுக் கொண்டிருக்கும்!

பஞ்சாலைகள் ஒழுங்குடன் இயங்கிக் கொண்டிருந்தால் தொழிற்சங்கங்கள் தூங்கிவழியும்! போராட்டம் என்றால்தான்

கனஜோரை அங்கே பார்க்கலாம். பிரச்சனைகள் சதா சர்வகாலமும் அடிபட்டுக் கொண்டிருக்கும்! பசி, தாகத்தை மறந்து பிறகு சாவ காசமாக வட்டியும் முதலுமாக 'பிரியாணி'களைத் தீர்த்துக் கட்டலாம் என்ற நினைப்பும் இன்றி–அருமையாகச் செயல்படு வார்கள். பாடுபடாவிட்டால் 'சந்தா'த் தொகைகள் குவியுமா? சந்தாப் பணத்தில் வளர்ந்தவைதானே சங்கக் கட்டிடங்கள், கார்கள், இதர வசதிகள், அவர்கள் அனுபவிப்பது எல்லாம். எல்லாமே தொழிலாளர்களை மையமாக வைத்து விளையாடுகிற விளையாட்டுத்தான்.

கருப்பண்ணன் சங்கத்திலேயே 'குடி' இருந்தான். ஆம், அந்த நிமிஷம் கூட வீட்டிற்குப்போக நேரம் ஏது?

கீரனூரிலிருந்து திரும்பிய நாச்சப்பன் எப்படியோ முதற்காரிய மாக கருப்பண்ணனைச் சங்கத்தில் தேடிப் பிடித்துவிட்டான். அவன் காரியதரிசியோடு அந்தரங்கமாக என்னவோ 'கலந்து' கொண்டிருந்தான்! மூடாமலிருந்த அந்த அறைக்குள் நாச்சப்பன் சென்று அவர்களுடன் கலந்துவிட்டான்!

"வாண்ணா வா" என்று வரவேற்றான். மறுகணமே "நீங்க போங்க, அண்ணா பின்னாலேயே வந்திர்ரேன்" என்றான். காரிய தரிசியையும் ஓரக்கண்ணால் பார்த்துக்கொண்டே.

"அடத் தெரியுமப்பா, நீயாவது வரதாவது?" நாச்சப்பன் நம்பிக்கை இழந்து பேசவே, "பிரச்சனைகள் அண்ணா!" என்றான் கருப்பண்ணன் பரிதாபமாக.

காரியதரிசி ரொம்பவும் இங்கிதம் தெரிந்தவர். அவர் 'டைப்' பண்ண ஒரு 'பைலை' எடுத்துக்கொண்டு அடுத்த அறைக்குச் சென்றார். முக்கியக் கடிதங்களை அவரே டைப் செய்வது வழக்கம்.

"இந்தா கருப்பண்ணா, ராத்திரிக்கு ஊட்டுக்கு வராட்டி அப்பறம் மானமரியாதை எல்லாம் கெடுத்துப்போடுவேன் பாத்துக்கோ" என்றான் உரிமையோடு. சற்று கோபமும் வந்தது. அடக்கிக்கொண்டான்! சங்கம் என்பதனால் அல்ல. அளவுக்கு மீறி மிரட்டினால், தன்னைக் கண்டும் அவன் 'முக்காடு' போட ஆரம்பித்துவிட்டால் என்ன பண்ணுவது?

கருப்பண்ணனுக்கு சீக்கிரமாக நாச்சப்பனை அந்த இடத்தி லிருந்து தட்டி விட்டுவிட வேண்டும் என்ற துடிப்பு!

"ஏண்ணா அப்பறம்?" என்றான் மெதுவாக.

"அப்பறம் என்னடா ராசா? என்னமோ அந்த 'வளுக்கு வாலு' ஔருச்சிண்ணா... அதுக்கென்ன சின்னப்பையன் கூடக்கூட

பேசறவந்தான்! நீ அதைக் காதிலே போட்டுக்கலாமா? யாரோட சீராடிக்கறது? எனக்குத்தான் அவனை நாலு சாத்தலாமுன்னு இருக்குது! ஆளுக்கு ஆளாகிவிட்டான். கை வெக்கறது நல்லா இருக்குமா? நீ ஊடு அண்டறதில்லேன்னு அந்த முண்டைப் பிராணி எப்படி இடிஞ்சிபோய் உக்காந்திருக்கா தெரியுமா?"

"யாரு மாரக்காளா?"

"என்னமோ சீமையிலே இருந்து வந்தவனாட்ட கேக்கறயே! மாரக்காதான். பின்னே அந்தப் புள்ளை குஞ்சாளா நீ வர்லே யேன்னு 'அக்யான'ப்படும்? அது வள்ளுவளுசல்! இந்த நாயோடே தான் எப்பப் பாத்தாலும் கேலியும் கெக்காந்தமும் அதுக்கு! எனக்கு என்னமோப்பா பொம்பளை கிட்டே வாயைத் தொறந்துகிட்டுப் பேசற ஆளுகளையே புடிக்காது! எம் பையனாப் போச்சு! இல்லாட்டிக் காறித் துப்பிடுவேன்."

கருப்பண்ணன் தலையை ஆட்டிக்கொண்டிருந்தான். "நீ ஒடக் கானாட்டத் தலையை ஆட்டினாப் போதாது. நாளைக்கு எங்க ஊர்லே இருந்து கிட்டானுக்குப் பொண்ணுக் குடுக்கறவ வாரா! சாதி சனமும் வருதின்னு வெச்சுக்கோ பேச்சு வார்த்தைக்கு. நீ இல்லாட்டி நல்லா இருக்குமா? நல்ல வார்த்தை சொல்றதுக்கு உன்னைப்போல் நம்ம மனுசா பக்கத்திலே இருக்க வாண்டாமா?" என்றான். நாச்சப்பன் இயல்பாகப் பேசும் கட்டத்தை அடைந்து விட்டான் என்பதைக் கண்டு கொண்ட கருப்பண்ணன், "அதுக் கென்னங்க அண்ணா. எல்லா நா மின்னாலே நின்னு செஞ்சிர்றேன் போங்க" என்றான்.

சங்கத்திலிருந்து திரும்பி வருகிறபோது நாச்சப்பன் முகத்தில் ஒரு தெளிவு! எடுத்த காரியத்தை முடித்துவிடலாம் என்ற நம்பிக்கை. 'ஆனா மாரக்காகிட்டே மொதல்லே எதையும் சொல்லக் கூடாது' என்று உறுதிப்படுத்திக் கொண்டான்.

கொஞ்ச தூரத்தில் வரும்போதே கிட்டப்பன் பலமாகச் சிரிக்கும் சத்தம் கேட்டது. அதைத் தொடர்ந்து சிரிப்பலைகள்! 'பொம்பளைக இப்படி எட்டு ஊட்டுக்கு கேக்கறாப்பலே சிரிக் கறாங்களே!' என்று நாச்சப்பன் நினைக்கவே அவனையறியாமல் அவனுடைய முகம் கோணலாக வளைந்தது! உள்ளமும் 'கிறு கிறுத்'தது.

தோழர்களோடு ஒரு முக்கியமான பிரச்சனைக்கு முடிவு காண்பதில் முனைந்திருந்தான். கிட்டப்பன் வழக்கமாக கூடும் நண்பர்கள் குழாம்தான் அது. பழனிச்சாமி உட்கார்ந்து பேசிக் கொண்டிருக்கும் போதே திடீரென்று எழுந்து நின்று கொள்வான்.

பொதுக்கூட்டங்களில் ஆவேசமாகப் பேசும் பிரசங்கி வேகமாகக் கைகளை மேலும் கீழும் ஆட்டும் தோரணையிலே பேசிப் பழக்கம் அவனுக்கு. இடையில் யாரும் குறுக்கிட்டு ஏதும் சொல்லக் கூடாது. அவன் முடிக்கிறவரை யாராவது வாயை அசைத்தால் சைகையிலேயே அவனும் அடக்கிவிடுவான். ஆனால் 'கீரீச்'சுக் குரலில் பேசும் ரங்கன் அதைச் சட்டை செய்வதே இல்லை. அவன் பாட்டுக்கு இடையில் கேள்வி கேட்காமல் இருக்க மாட்டான். சின்னச்சாமி, திருவேங்கடம், பாலன் முதலானவர்கள் தங்கள் அபிப்பிராயத்தைச் சொல்ல அவசியம் ஏற்பட்டால்தான் வாய் திறப்பார்கள். சிறுகுரல் ரங்கனுக்குப் பயந்து கொண்டு குஞ்சாள் சிரிப்பதை மட்டுப்படுத்திக் கொள்வதில்லை. பெண் பேசுவதுபோல் இருக்கும். அவனுடைய வார்த்தைகள் 'பிரசங்கத் தோரணை' பழனிச்சாமியின் 'அடக்குமுறை'க்கும் கண்டனத்திற்கும் ஆளாகும் போது யாருக்குத்தான் சிரிப்பு வராது?

கிட்டப்பன் நிலைமைகளைச் சமாளிக்க நேரிடும். அதாவது 'காட்டுக்கத்தல்' கட்டத்தை உஷ்ணமாக சொற்போர் பரப்பிவிடும். 'அட என்னப்பா வீதியிலே போறவங்க எல்லாம் நின்னு இந்தப் பக்கமாகத் திரும்பிப் பார்க்கறாங்க' என்று சமாதானம் பண்ண வேண்டியும் இருக்கும் சில வேளைகளில்.

அங்கு வருகிறவர்கள் அக்கம் பக்கம் மில்களில் வேலை செய்கிற இளைஞர்கள். கிட்டப்பனுக்கும் மாரக்காளுக்கும் நன்கு பழக்கமானவர்கள், வேண்டியவர்கள். அண்ணன் தம்பிபோல் அந்த வீட்டோடு தொடர்பு பூண்டவர்கள். ஆதலால் குஞ்சாளும் 'குறுக்கே நெடுக்கே' திரிவதிலோ, பேச்சுகளில் கலந்து கொள்வதிலோ மாரக்காளுக்கு ஆட்சேபணையோ வித்தியாசமோ கிடையாது. 'சிறுசுக அப்படித்தான் இருக்கும்' என்று அவர்கள் போக்கிலேயே விட்டுவிட்டாள்.

நாச்சப்பனுக்குச் சுத்தமாக அது பிடிக்காது. 'சினேகிதமெல்லாம் ஊட்டுக்குள்ளே என்னடா? என்று கடிந்துகொள்வான். நாளா வட்டத்தில் அதைக் கைவிட்டுவிட்டான். அந்த இளையவர்கள் நாச்சப்பனிடம் மிக்க மரியாதையாக நடந்து கொண்டார்கள். ரங்கன் சற்று அதிகப்படி மரியாதை செலுத்தினான் என்றே சொல்ல வேண்டும். ஏனென்றால் சிகரெட் பிடிக்கும் பழக்கமுள்ளவன். சம்பளம் வாங்கி பத்து நாட்களுக்கு சிகரெட்களாக ஊதித் தள்ளுவான். காசு தீர்ந்துவிட்டால் பீடியே கதி! பீடிப்புகை நாச்சப் பனுக்கு வேப்பங்காய். தப்பித் தவறி நாச்சப்பன் வரும்போது புகையை விட்டுக்கொண்டிருந்தால் அவசர அவசரமாக பீடி

நெருப்பை ரங்கன் அணைப்பான். அன்றைக்கும் அப்படித்தான் நடந்தது!

காரசாரமான பேச்சு 'கப்'பென்று அடங்கிற்று. நின்றுகொண்டிருந்த பழனிச்சாமியிடம், "உக்காரதுக்குத்தானப்பா திண்ணையிலே பாய் விரிச்சிருக்குது" என்று சொல்லிக்கொண்டே அங்கு நிற்காமல் நாச்சப்பன் உள்ளே சென்றான். வாசலில் மணல் பரப்பி இருந்தது. உள்ளே சிறு அறை. பின்புறமும் சின்ன அறை என்றாலும் அங்கொரு திண்ணை. வாசல் பின்புறம் கதவுகூட இருந்தது. கதவைத் திறந்தால் திறந்தவெளி. அருகில் காடு. அப்படிக் கச்சிதமான வீடு அந்த வட்டாரத்தில் கிடைப்பது அபூர்வம்! நாச்சப்பனுக்காகவே அவ்வித வீடு அமைந்ததுபோலும்!

பின்பக்கத்தில் அடுப்பு வேலைகளை முடித்துவிட்டு மாரக்காள் உட்கார்ந்துகொண்டிருந்தாள். மகள் பூக்கட்டி இருக் கிறாள். இந்தக் கனகாம்பரத்தைக் கட்டத் தெரிந்துகொள்ளவில்லை மாரக்காள். அவளுக்குக் கை எங்கே வணங்குகிறது? மகள் கண்ட இடத்தில் பூ கட்டும் நாரைப் போட்டிருப்பாள். பூக்களையும் சிந்தி இருப்பாள். எதிலும் மகளுக்கு அவசரந்தான். யந்திர வாழ்க்கையே அவசர வாழ்க்கை. அதிலே இளமைத் துடிப்பும் வேகமும் நிறைந்த குஞ்சாளால் 'அன்னநடை' நடந்து கொண்டிருக்க முடியவில்லை.

மீண்டும் நண்பர்களிடையே கலகலப்பாகப் பேச்சுத் தொடங்கிற்று. கிட்டப்பன் ஆரம்பித்து வைத்தான். "என்னப்பா பேசாமே இருக்கறீங்க? அப்பன் வந்தால் என்ன, வாண்டாம்னா சொல்லுது? இப்பத்தான் உள்ளே போயிட்டுது..."

இடைமறித்தான் பழனிச்சாமி, "ரங்கா, நீ பீடியைப் பற்றவை!"

"நாலுபேருக்கு முன்னால சிகரெட்டின்னாவது சொல்லித் தொலைக்கறதுதான்டா?" என்று கிளறிவிட்டான் சின்னச்சாமி.

"முக்கிய 'பிரச்சனை' அடிபட்டுப் போச்சு" என்றான் பாலன்.

"எந்தப் பிரச்சனைக்கும் முடிவு எடுக்கற வழக்கந்தான் நம்ம கிட்டே கிடையாதே!" என்று ஒரு சிறு திருத்தம் கொண்டுவர முயன்றான் அங்கண்ணன். அவன் அப்போதுதான் அங்கு வந்து சேர்ந்தான். அங்கண்ணனுக்கு அங்கே வந்தாலே 'சொரீர்' என்றிருக்கும்! ஏழெட்டு வருஷங்களுக்கு முன்பு அவன்தான் மாரக்காளுக்கு எடுத்த கைப்பிள்ளை! இரவு பத்துப் பதினொரு மணிவரை பேசிக்கொண்டே இருப்பான். மாரக்காளும் சிங்கநல்லூருக்குப் புதிது! அங்கண்ணன் குடும்பத்தில் முக்கால்வாசிப் பேர் மில் வேலைக்குத்தான் போகிறார்கள். டீக்கடை, சிறு மளிகைக் கடை,

நகை நட்டுகளின் பேரில் கொடுக்கல் வாங்கல் இத்யாதி விஷயங்களும் அக்குடும்பத்தில் 'அடங்கி' இருந்ததால் பலரும் மதிப்பு வைத்திருந்தார்கள். அவனிடம் பெரியதாக குறை ஏதும் கூற முடியாது. சிறு பெண்களைக் கண்டால் அவர்களை விட்டு நீங்க அவனுக்கு மனசு வராது. சிரித்தபடி பேசிக்கொண்டிருப்பான். துணிந்து எந்தத் தப்பும் செய்ய மாட்டான். ஆனால் பழனிச்சாமி அடிக்கடி சொல்கிற மாதிரி, 'இளிச்சவாய்ப் பட்டம்தானப்பா அதனால் மிச்சமாகும்' என்பதும் உண்மையே. முன்னர் குஞ்சாளிடம் 'வளவள'வென்று பேசிக் கொண்டிருந்தான். ஆனால் கிட்டப்பன் வருகைக்குப் பிறகு அந்த இனிய உறவு கனவாய்ப் பழங்கதையாய் நழுவிவிட்டது. கிட்டப்பனே அதிகாரி போலத்தானே தற்போது 'அடப் போப்பா! போய்த் தூங்கு!' என்கிறான். அதற்குப் பதில் வரவேண்டிய இடத்திலிருந்து வருவதில்லையே! மாறாக அங்கண்ணன் திரும்பிய சில நிமிஷங்களுக்குள்ளேயே சிரிப்பொலி பின்னால் விரட்டுகிறது! அவர்கள் இருவரும்தான் சிரிக்கிறார்கள். 'வாலைச் சுருட்டிக்கொண்டு நாய் ஓடுகிறது!' என்று எள்ளி நகைக்கிறார்களோ! ஆம், அப்படித்தான் இருக்கும். அத்திபூத்தாற் போல் இன்று வந்திருக்கிறான். இந்த வாரத்திலேயே மாரக்காள் அவனிடம், "எங்கப்பா ஊட்டுப் பக்கமே வாரதில்லையே?" என்றாள் தேடிப்பிடித்து ஒருநாள். 'அன்பின் அழைப்பா? அன்புத் தூதின் அழைப்பா? போய்த்தான் பார்க்கலாமே?' என்று வந்திருக்கிறான்.

வந்த சமயம் –

குஞ்சாள் ஒரு தட்டத்தில் வெள்ளரிப்பிஞ்சு, மாங்காய், தர்ப்பூசணிப் பழம் இவைகளை நறுக்கி, அடுக்கி, பூப்போல் எடுத்துவந்து வைத்தாள். பாயின் மேல்தான். ஆனால் முதலில் அங்கண்ணனைப் பார்த்து, "எடுத்துக்குங்க" என்றாள்.

"ஐயோ!" அங்கண்ணன் மெதுவாகச் சொல்லிக் கொண்டான். நல்லவேளை! "காது கேட்டிருந்தால் அந்தப் பய காதைத் திருகினாலும் திருகிவிடுவான்' என்ற அச்சமும் அங்கண்ணன் மனசில் உதிக்காமல் இல்லை!

9

"பிரச்சனை!" என்று இந்தச் சமயத்தில் ஞாபகமூட்டினான் பழனிச்சாமி.

"நீ நல்ல ஆளப்பா! இப்ப நமக்குமுன் இருக்கும் பிரச்சனை யெல்லாம் அந்த பழத் தட்டம்தான்" என்று பாலனும், ரங்கனும் தட்டத்தை நோக்கிப் பாய்ந்தார்கள்.

"இன்னும் இருக்குது" என்று சொல்லிக்கொண்டே, "அம்மா! அம்மா! ஓ!" என்று செல்லமாகக் குழைந்தபடி, "அந்தப் பப்பாளிப் பழம் எங்கே இருக்குது அம்மா" என்று ஓடினாள் குஞ்சாள். அவளு டைய ஓட்டத்திலே அழகை முற்றும் ரசித்தவன் அங்கண்ணன் அதில் சந்தேகமே கிடையாது.

கிட்டப்பன் முக்கியமான சங்கதியைத் தொடங்குமுன் தொண்டையைத் தீட்டிக்கொள்வான். அவன் தொண்டையை ஒரு தரம் நன்றாகத் தீட்டிக்கொண்டு ஆரம்பித்தான்.

அதற்குள் பழனிச்சாமி, "சொந்தமாகத் தொழில் ஆரம்பிக்கற வனுக்குச் சிரமங்கள் அதிகமப்பா!" என்று விவாதத்தை நினைப் பூட்டினான்.

"எனக்கு எதுவுமே மறக்காது. நீ சும்மா இருப்பா! சிரமப் படாமே யார்தான் முன்னுக்கு வந்திருக்காங்க! நம்ம மில் முதலாளி கூட சொந்தமா ஆரம்பிக்கறப்போ அவர்கிட்டே என்ன இருந்தது? பணமா? படிப்பா? அனுபவம்தானப்பா அவருடைய சொத்து. சும்மா சாதாரணமான ஆள். ராமாத்தா மில்லிலே 'குடோன் கீப்பராக' இருந்தவர். பருத்தி பஞ்சு வாங்கறதைப் பார்த்தாரு – எடை போடற இடத்திலே இவரு மனுஷர்களை எடை போட்டுப் பழகிட்டாரு. அப்பறம் எல்லாமே அவருக்குச் சிரமம் இல்லாமப் போச்சு! தண்ணி குளுருதின்னு பாத்துக்கிட்டே இருக்க முடியுமா?

துணிஞ்சு நீருக்குள்ளே குதிக்க வேண்டியதுதான். அப்பறம் குளிரு அது இது எல்லாம் ஓட்டமா ஓடியே போயிடும்...”

ரங்கன் எண்ணத்தையோ சொல்லத் துடித்துக்கொண்டிருந்தான். அவன் ‘கிரீச்சு’க் குரலை கிட்டப்பன் எப்போதும் அமுக்க மாட்டான்.

“சொல்லிக்கப்பா! ரங்கா சொல்லு” என்றான். ரங்கனுக்கு உற்சாகம் தலைக்கேறிவிட்டது. அவன் சொன்னான். “அப்போ நீ தொழிலாளியா இருக்கறப்பவே ‘பிளான்’ போட்டிட்டயா? இப்போ ஏஜண்ட் ஆபீசைச் சேர்ந்தவன் நீ! என்ன நா சொல்றது சரிதானே? ஒரு குமாஸ்தா என்னய்யா அப்படித்தானே? சங்கத்திலேயே சேந்து சிரமங்களைக் கண்டு அஞ்சாமே.”

மேலே அவனை பாலன் பேச விடவில்லை. “இவன் ஆர்ரா கோமாளி? அவுங்க சங்கத்திலே சேந்து பாடுபடப் போனா– அது வேறே கதையடா! இந்தக் கதை வேறே. சொந்தமா தொழில் ஆரம்பிக்கறதின்னா – பிரச்சனை என்னன்னு கேட்டா? ஏப்பா கிட்டு, நீ ஏதாச்சும் ஆரம்பிக்கப் போறயா? சிரமங்களைச் சமாளிக்கப் போறியா? சொல்லு?” என்றான்.

“சந்தேகமில்லாமே என்கிறதையும் அதுக்கூடவே சேத்துக்கோ” என்றான் உறுதியான குரலில் கிட்டப்பன்.

“செரி! எடம் எங்கே? என்ன தொழில்னு சொல்லப்பா?” பாலன் கோரிய விளக்கம் இது.

“எடத்துக்கென்ன? இங்கேதான் ஒரு எடம் பார்க்க வேணுமா? உங்க ஊர் சேரிப்பக்கத்திலேயே ஒரு இடம் பாக்கறேன். அங்கே என்ன இல்லை? கரண்ட் கெடையாதா? ஆளுக இல்லையா? செஞ்ச பொருளை விக்க முடியாதா?” கிட்டப்பன் அடுக்கிக் கொண்டே போனான்.

“என்ன தொழிலின்னு சொல்லிப் போடப்பா” என்றான் அங்கண்ணன். அவனுக்கு இந்தப் பயல் சிங்கநல்லூரை விட்டுப் போய்விட்டால் போதும் என்ற ஆசை! பேராசை அது.

கிட்டப்பன் என்னவோ யோசித்துக் கொண்டு. “ஒரு லேத்து மட்டும் இருந்திட்டாப் போதும். அசுவமேத யாகமே செஞ்சு காட்டீருவேன்” என்றான்.

குஞ்சாளுக்கு அந்தப் பேச்சு அமிர்தமாக இனித்தது.

மாரக்காள் காதைத் தீட்டிக்கொண்டு வெளியே கிட்டப்பன் பேசுவதைக் கேட்டுக்கொண்டிருந்தாள். நாச்சப்பன் ‘வறத்தளை’யை

வாயில் திணித்துக்கொண்டே, "இந்தப் போத்தாளை நா ஊரிலிருந்து கொண்டாந்தது தெரியுமில்லே மாரக்கா?" என்றான்.

மற்றொரு சமயமாயிருந்தால் அவளும் ஆர்வத்தோடு புகை யிலை ஆராய்ச்சிலே இறங்கி இருப்பாள். 'பொல்லாத கிழவன் செரியான ஆளு!' என்று அவள் மனதிற்குள் திட்டிக்கொண்டி ருந்தது பாவம் நாச்சப்பனுக்குத் தெரியாது!

* * * *

திருமூர்த்தி மலையின் உச்சியைத் தொட்டுவிட்டு கீழே இறங்கிக் கொண்டிருந்தார்கள், கிட்டப்பனும் குஞ்சாளும். அடர்ந்த செடி கொடி பாறைகளுக்கிடையே பக்கத்திலேயே 'திடும் திடும்' என எழுந்து ஒலிக்கும் அருவியின் அழகைப் பருகிக்கொண்டு கீழே இறங்கி வந்து கொண்டிருந்தாலும் அவர்களுடைய உள்ளங்கள் மேலே மேலே மேலேயே எங்கோ சிறகு பெற்று பறந்த வண்ண மிருந்தன! சொர்க்கத்திற்கு அவர்கள் சென்றதில்லை. சென்று வந்த வர்களிடம் கேட்டதுமில்லை! ஆனால் சொர்க்கம் எங்கே இருக்கிற தென்று யாராவது அச்சமயம் அவர்களிடம் கேட்டிருந்தால், 'அது இதோ இங்கேதான் எங்களிடம் இருக்கிறது!' என்று சொல்லி இருப்பார்கள்.

அவர்கள் இருவரும் திருமூர்த்தி மலைக்கு எப்படி வந்து சேர்ந்தார்கள்? சிங்கநல்லூர் மில்லில் வேலை பார்த்துக் கொண்டி ருக்க வேண்டியவர்கள் இங்கே என்ன பார்க்க வந்திருக்கிறார்கள்?

அவர்கள் மட்டும்தானா வந்தார்கள். இன்னும் எத்தனை எத்தனையோ! எவ்வளவோ பேர்கள் புறப்பட்டார்கள். அவர வர்க்குப் பிரியமான இடங்களுக்கு அவரவர்கள் போயிருப்பார்கள்.

காலவரையறையின்றி ஆலை மூடிக்கிடக்கிறதென்றால் பஞ் சாலையில் பணிபுரிவோர் 'அந்தக் கால'த்தை கோலாகலக் காலமாக ஆக்கிக்கொள்வதும் உண்டு. மில் ஓடிக்கொண்டிருந்தால், 'ஆறே முக்கால் மணி அடிச்சாச்சா? மூணேமுக்கால் சங்கு ஊதி யாச்சா? ஆளுக வந்தாச்சு! உள்ளே போயாச்சு!' என்ற பேச்சுத் தான். என்னேரமும் பரபரப்பும். ஆனால் ஆலையைக் கட்டிய ஆலை அதிபருக்கே, தொழிற் தகராறுக்கென்றே இயங்கும் தொழிற் சங்கத்திற்கே 'மத்தியஸ்தமா, தீர்த்து வைக்கவா நான் இருக்கிறேன்' என்று அமர்ந்திருக்கும் அதிகாரிக்கே, ஏன் அரசுக்கே 'மூடிய மில் எப்போது திறக்கும்?' என்கின்ற விவரம் தெரியாமல் இருக்கிறதே. இந்த அவலநிலையை என்ன பெயர் கொண்டு அழைப்பதென்றே தெரியவில்லை! நம்முடைய திறமையிலெல்லாம் 'தனித் திறமை' அதுதான் என்று தோன்றுகிறது. போகட்டும் அப்பாவித் தொழி

லாளி என்ன செய்வான். 'இப்பத்திக்கு மில்லு ஓடாதப்பா' என்ற கருத்து விவரம் கணத்தில் புரிந்துவிடும். அது விஷயத்தில் அவர்கள் கெட்டிக்காரர்கள்தான்!

பழனிக்குப் போவார்கள். மருதமலைக்குப் போவார்கள். கையில் 'வீச்'சுள்ளவர்கள் திருப்பதிவரை செல்வார்கள். நெடு நாட்கள் 'சொந்த சுகத்தை' மறந்திருந்தவர்கள் உள்ளூர் உறவினர்கள் இல்லங்களுக்குப் போய் வருவார்கள்.

கிட்டப்பனும், குஞ்சாளும் முதலில் பழனிக்குச் செல்லும் கோஷ்டியுடன்தான் பிரயாணத்தைத் தொடங்கினார்கள். மலை யாள மங்கை, அங்கண்ணன் குடும்பம், விசயமங்கலத்தான் அண்ணன்மார், கரும்புக்கடை பலசரக்கு மண்டிப் பாட்டனின் தம்பி மகன், அடுத்த வீட்டுக்காரியின் அக்காள் மகள் – இத்தனை பேரும் கிளம்பும் அணியிலே இவர்களும் சேர்ந்து கொண்டார்கள்.

மாரக்காள் இதற்கெல்லாம் பின்வாங்குபவள் அல்ல. அதோடு குஞ்சாளிடத்தில் நம்பிக்கை! மகள் 'தனிச்சு'ப்போய் 'சேற்றை வாரிப் பூசிக் கொள்ளமாட்டாள்' என்ற நம்பிக்கைதான். 'அட, கெட்டுப் போறவளை ஊட்டுக்குள்ளே பூட்டிவெச்சா மட்டும் கெடாமே இருந்திருவாளாக்கும்? பாக்க வேண்டிய வயசிலே போய்ப் பாக்கறதைப் பாக்கட்டுமே, எனக்கு யாரு துணைநின்னு, கோலுப்புடிச்சு வழி காட்டுனாங்க!' என்று தன்னையே சமாதானம் செய்து கொள்கிறவள். இன்னொரு முக்கியக் காரணம், 'இந்தப் பொல்லாத கெழவன் முணுக்கு முணுக்கின்னு இருந்துகிட்டே முன்னூறு ஊட்டுக்குத் தீ வெச்சுடுவான் போல இருக்குதே!' என்று ஆத்திரம் ஆத்திரமாக நாச்சப்பன் மீது வந்தது அவளுக்கு. காரணம் வருகிற வெள்ளிக்கிழமை 'மாப்பிள்ளை பாக்க' வருகிற தகவலைக் காங்கயத்துச் சைக்கிள் கடைக்காரன் சொல்லிவிட்டான். என்னமோ சாமான் வாங்கக் கோவைக்கு வந்திருந்தான். இரவு தங்கலுக்குப் பழக்கமானவர்கள் மாரக்காள் வீட்டுக்கு – இல்லை, நாச்சப்பன் வீடு என்றுதானே பெயர் ஆகிக்கிடக்கிறது – வந்து தங்கினான். தவிர, கிட்டப்பன் அல்லவா மாப்பிள்ளைப் பையன்! சைக்கிள் கடைக்காரனுக்குத் தனிச்சொந்தம்! பக்கத்து ஊர்க்காரன் ஆச்சே! கீரனூரில் நாச்சப்பன் தங்கி இருந்தபோதே அந்தத் திருமணத் தகவல் மாரக்காளை எட்டிவிட்டது. ஆனால் ஒருவிதத்தில் அவள் அழுத்தக்காரி! கிட்டப்பனிடம் கூட அதைச் சொல்லவில்லை. இப்போது பழனி பிரயாணத்தில் கிட்டப்பனோடு தன் மகளை அனுப்பி வைத்திருப்பதாக மற்றவர்களுக்கெதிரிலே 'நாடகம்' நடந்ததென்றாலும் – உள் மனத்தில் அங்கு நடந்து கொண்டிருந்த நாடகம் – அங்கண்ணன் குடும்பத்தோடு தன் மகள்

போயிருக்கிறாள் என்ற திருப்தி– எண்ணம் மகிழ்ச்சி, இதற்கு அப்பாலே அவளுக்குள் நடந்துகொண்டிருந்த இன்னொரு ஒத்திகை! 'வரட்டும் வெள்ளிக்கிழமை; மாப்பிள்ளை பார்க்க வருகிறார்களா? நான் ஒண்ணும் அந்த மாப்பிள்ளைக்காக 'நத்தி'க் கொண்டிருக்கவில்லை! இத்தனை ரகசியமாக என்னிடம்கூட சொல்லாமல் இதை ஏன் செய்ய வேண்டும்? கிட்டப்பனை நான் தலையிலா தூக்கி வைத்துக்கொண்டிருக்கிறேன்? என் மகள்தான் ஆகட்டும். அந்தப் பையன் இல்லாவிட்டால் கல்யாணமே செய்து கொள்ள மாட்டேன் என்று ஆட்டம் காட்டுகிறாளா? என்னை அவமானப்படுத்த–என் வீட்டிலேயே இத்தனை வருஷமாக உட்கார்ந்துகொண்டு இருந்துவிட்டு–எப்படி ஐயா தோணிச்சு இந்த நெனப்பு என்று இடித்துக் கேட்கிறாப்போல – பேரூருக்கு அங்கண்ணனையும் குஞ்சாளையும் கூட்டிக்கொண்டுபோய் ஒரு மணி நேரத்துக்குள்ளாகத் தாலி கட்டச் செய்கிறேனா இல்லையா பார்! அங்கண்ணன் குதி போட்டுக்கொண்டு கட்டிக்கப் போறான்'– இவ்விதம் மாரக்காள் நினைவுகளுக்குத் தூண்டுதல் ஊட்டிக் கொண்டிருந்தாள்.

நாச்சப்பன் வறப்புகையிலைத் தளையை மென்றுகொண்டே என்ன யோசிக்கிறான்? 'நாம் கொஞ்சம் அடக்கமாத்தான் காரியம் பண்ணவேணும். கிட்டானுக்கு இந்தப் புள்ளைமேல் ஒரு கண்தான்! அதிலே தப்பில்லை. ஆனா நமக்கு, நம்ம குடும்பத்துக்கு ஒத்து வராது. உள்ளூர்லே பண்ணி வெச்சாத்தான் நாமிளும் ஊர்போய்ச் சேரலாம், பாக்கறவங்களுக்கும் பெருமையாக இருக்கும், நாச்சப்பன் செரியான ஆசாமின்னு உள்ளூர்க்காரருங்க சொல்ல வாண்டாமா?'

மலைவளத்தை அனுபவித்துக் கொண்டே குஞ்சாள் கேட்கிறாள். "மாமா! உங்க திட்டத்தைச் சொல்லுங்க. உங்க பிரசங்க பாணியிலே சொல்லுங்க" என்று குதித்தபடி – அவளுக்குப் பாதம் பூமியில் பட மறுக்கிறது! இளநிலா வேறு! அவள் இளந்தலை வேறு! உள்ளே 'பிளந்து' கொண்டிருக்கிறது! என்ன உணர்ச்சி! என்ன உணர்ச்சி! ஓகோ! அதுதான் காதலோ! ரொம்பச் சரி!

"முந்தியும் சொல்லியிருக்கேன்" என்று கிட்டான் சொல்லிச் சிரிக்கிறான். இருவரும் அருகருகே நின்று கொண்டிருக்கிறார்கள். "நீ மனசு மாறமாட்டியே! அம்மா பேச்சு! எங்கப்பன் பேச்சு! கருப்பண்ணன் மத்தியஸ்தம்! தகராறு – இப்படி கோர்ட் வரை கொண்டு வந்துவிட மாட்டியே."

"சபாஷ்டா சிங்கம்!" அவன் தோளைப் பிடித்துக் குலுக்குகிறாள். கைவளை 'கலகல'வென சப்திக்கிறது! கைவளை ஏன் நழுவுகிறது! கண்ணான கட்டழகன் – வருங்காலத் தொழிலதிபன்

கிட்டத்தில்தானே நிற்கிறான். கிட்டப்பன் சொல்வான். எங்க பக்கம் வறண்ட பிரதேசம். போரிங் மெஷின் – அதுதான் பாதாளத் திலும் இருக்கும். தண்ணீரை மேலே கொண்டுவரும் யந்திரங்கள் செய்யப் போகிறேன். பாதாள கங்கையைப் பூமிக்குக் கொண்டு வருவேன். வறண்ட நிலத்தில் பசுமை படரும். நம் வாழ்க்கையும் வளம் கொழிக்கும். நான் கற்றுக்கொண்ட தொழில், எனக்குத் தெரிந்த தொழில், இதைச் செய்வதே இனி முதல் வேலை!'

"அப்படியானால் எடுங்கள்!" என்றாள்.

அவன் சிரித்தான்.

அவளும் சிரித்தாள்.

முன்கூட்டியே அவர்கள் செய்திருந்த முடிவு – வீட்டில் எண்ணாத எண்ணங்களை எண்ணிக்கொண்டிருக்கிற இரு உயிர்களுக்குத் தெரியாது! எப்படித் தெரியும்? கருப்பண்ணனுக்குத் தெரியும்! அவன் தொழிலாளி. நல்ல மேஸ்திரி.

தன் மனக்கிடக்கையைக் கூறி அவன் சம்மதம் பெற்ற பின்னரே–இந்த வாழ்க்கைப் பிரயாணத்தை –'வாழ்க்கை ஒப்பந்த'ப் பிரயாணத்தைத் தொடங்கி இருக்கிறான் கிட்டப்பன்.

மெதுவாக, நிதானமாக, பத்திரமாகத் தன் மடியிலிருந்து 'அதை' எடுத்தான். அவளுக்கு நாணம்! என்ன இருந்தாலும் அவள் இளம் கன்னி அல்லவா?

நாணத்தின் வடிவாய் நளினமுடன் தன் அருகே நிற்கும் குஞ் சாளின் கழுத்தில் அழகிய அந்தத் தாலியைக் கட்டினான் கிட்டப்பன்! மஞ்சள் கயிறோடுதான். மங்கல நாணின்றித் தாலி ஏது? அவர்களுடைய உறுதிக்கு, திருமணத்திற்கு சாட்சியாகத் தன் அலைக்கரம் கொட்டி இசைத்தது அருவி.

❑